プライマリ・ケア医のための

基本薬の使い分け

日経メディカル

はじめに

　私がドクターズプライム社を初めて知ったのは、2022 年の夏だった。当時の私は専攻医として当時所属していた筑波大学附属病院・病院総合内科コースの広報も担っていたが、それを見た当時ドクターズプライム社の社員だった大貫康平様から、医師向けの勉強会視聴サービス「Dr.'s Prime Academia」での講演依頼のご連絡をいただいた。しかし、ドクターズプライム社は創業して数年のベンチャー企業である。ようやくコワーキングスペースから移動して東京・浅草にオフィスを構えられたという段階なので、資金も決して潤沢ではなかったであろう。講演の報酬として所属する診療科の宣伝をしてよいという話であったが、言い換えれば、これは金銭的報酬が発生しないという意味でもあった。

　当初、Dr.'s Prime Academia の講演依頼にいわゆる「大御所」と呼ばれる医師が集まらなかったのは、必然であった。ところが、この世はおもしろくできていて、Dr.'s Prime Academia の周りには新進気鋭の医師が集まってきた。事実上の無報酬でも自分の考えを世間に発信したいと思う医師がたくさんいたのである（何を隠そう、私もその一人だった）。こうして、ベンチャー企業ならではの明るさと高揚感が、どこか閉塞感のある医療現場で日々奮闘している草莽（そうもう）の医師へと伝播した。ドクターズプライム社を仲立ちにして医師同士の交流も盛んになり、2022 年末に行った忘年会も大盛況に終わった。人材不足と金銭不足に苦しみながらも、封建的かつ

閉鎖的な日本の医療界を、皆が全力で駆けていた。

　そうこうしているうちに、ドクターズプライム社の知名度が上がった。元々は（ベンチャー企業の例にもれず）大企業相手に闘争心を燃やしていた同社にも、大企業と連携する機会が増えた。大企業向けに、質の担保された特別企画を組む必要が生じるわけである。老舗の医療情報サイトである日経メディカルとの連携が始まったのも、この段階である。両者の意見のすり合わせを経て、本書の元になる「初期研修医がおさえたい薬のつかいわけ」企画が始まった。これは名前の通り、プライマリ・ケアにおける頻用薬の使い分けを扱う講演企画で、主に Dr.'s Prime Academia の立ち上げ当初から関わっている医師の中でも当該領域に精通したメンバーがその解説に当たることになった。

　私はこの企画に、一人の演者としてだけでなく、オブザーバーとしても参加していた。しかし、実際に企画が始まってみると、私の想定とは全く異なるコンテンツが次々と生まれて仰天した。「薬のつかいわけ」というからには当該分野の薬剤を均一に網羅することを想定していたのだが、蓋を開けてみれば演者の好みが色濃く反映されたコンテンツになっていたのである。つまり、薬剤ごとに濃淡がはっきりしており、メリハリが付いていた。中には、企画名を度外視して、1つの薬剤をとにかく全力で推す演者もいた。結果として、当初の想定とは全く異なるコンテンツになってしまったものの、

「これはこれで面白い！」ということで、ドクターズプライム社や日経メディカルのメンバーとの作戦会議を経て、企画をそのまま続行することにしたわけである。

　この「薬のつかいわけ」企画を文章に起こしたのが本書である。活字化されてなお、講演当時の熱気は健在だ。むしろ、書籍化する話が持ち上がったことによって、かえって勢いが出て、迫力が増しているようにすら感じてしまう。私としては、まず、このような熱意を共有する同時代人に恵まれた幸運に心から感謝したい。

　本書はこの令和という時代の医療現場をともに駆ける同士のために作られた一冊であり、講演会でも見られた演者の好みもしっかりと反映されている本なので、もしかしたら共感や反感がある箇所があるかもしれない。そういった感想もぜひ、ご自身のプラクティスを見直すきっかけにしていただけると幸いである。最後に、これだけ個性的なメンバーが集まって1つの作品を作り上げるのは決して容易なことではない。本書の刊行をサポートいただいた日経メディカル編集部の江本哲朗様に、この場を借りて感謝申し上げます。

東京医科大学茨城医療センター
伊東 完

Contents

はじめに　3

第1章　解熱鎮痛薬　9
冨塚崇史　冨塚メディカルクリニック（宇都宮市）

第2章　ステロイド経口薬・注射薬　19
冨塚崇史　冨塚メディカルクリニック（宇都宮市）

第3章　高血圧治療薬（基礎編）　35
西村浩貴　Westchester Medical Center Nephrology

第4章　高血圧治療薬（応用編）　47
小鷹悠二　おだかクリニック（宮城県多賀城市）

第5章　抗不整脈薬　65
栗本真吾　徳島赤十字病院（徳島県小松島市）循環器内科

第6章　抗凝固薬　79
中田円仁　浦添総合病院（沖縄県浦添市）循環器内科

第7章　抗血小板薬　99
井上　祥　井上内科クリニック（愛知県一宮市）

第 8 章 抗ヒスタミン薬　115

高原恵理子　調布駅前クリニック耳鼻咽喉科（東京都調布市）

第 9 章 抗アレルギー薬　135

高原恵理子　調布駅前クリニック耳鼻咽喉科（東京都調布市）

第10章 気管支喘息薬　153

庄司浩気　かすがいクリニック（大阪府箕面市）

第11章 便秘薬　171

濱田博史　名古屋大学臨床感染統御学、
浜田整形外科内科クリニック（愛知県美浜町）

第12章 過敏性腸症候群治療薬　185

横尾貴史　土庫病院（奈良県大和高田市）消化器・肛門病センター

第13章 糖尿病治療薬（基礎編）　199

小林尭広　防衛医科大学校病院総合臨床部

第14章 糖尿病治療薬（応用編）　215

小林尭広　防衛医科大学校病院総合臨床部

Contents

第15章 抗菌薬（静注薬編）　239

伊東 完　東京医科大学茨城医療センター総合診療科

第16章 抗菌薬（経口薬編）　253

伊東 完　東京医科大学茨城医療センター総合診療科

第17章 前立腺肥大症治療薬　265

村上泰清　村上クリニック（静岡市清水区）

第18章 過活動膀胱治療薬　279

村上泰清　村上クリニック（静岡市清水区）

第19章 アトピー性皮膚炎治療薬　293

谷口 恭　谷口医院（大阪市北区）

第20章 褥瘡治療薬　305

庄野文恵　ツカザキ病院（兵庫県姫路市）総合内科／リハビリテーション科

さらに学ぶなら「Dr.s Prime Academia」で！　318

第1章

解熱鎮痛薬

冨塚 崇史
冨塚メディカルクリニック（宇都宮市）

【登場する主な薬】

アセトアミノフェン
アスピリン
メフェナム酸
ジクロフェナクナトリウム
インドメタシン
エトドラク
ナブメトン
イブプロフェン
フルルビプロフェン
ナプロキセン
オキサプロジン
ロキソプロフェンナトリウム水和物
ザルトプロフェン
ピロキシカム
ロルノキシカム
メロキシカム
セレコキシブ
チアラミド塩酸塩

解 熱鎮痛薬というと、一般的にアセトアミノフェンや非ステロイド抗炎症薬（Non-Steroidal Anti-Inflammatory Drugs：NSAIDs）を思い浮かべると思いますが、一口に NSAIDs と言っても様々な種類があります。また、NSAIDs には経口薬、注射薬、外用薬、貼付薬、坐薬など多彩な剤形・投与方法が存在します。解熱鎮痛薬は日々の臨床でよく使用されるだけあって奥が深い薬であり、全てを説明しだすとキリがないので、本稿ではアセトアミノフェンと NSAIDs の経口薬に絞って説明します。

アセトアミノフェンと NSAIDs の違い

痛みのシグナルは末梢神経終末→脊髄→脳へと上行性に伝達されますが、逆に中枢側である脳から脊髄へと下行性に痛みを抑制するシグナルを伝達する経路があります。この経路を「下行性疼痛抑制系」と呼びます。アセトアミノフェンはこの経路を活性化することで鎮痛効果をもたらしたり、中枢性シクロオキシゲナーゼ（COX）阻害により疼痛閾値を上昇させたりするなどの作用機序が報告されていますが、詳細はいまだ明らかになっていません[1]。

アセトアミノフェンには解熱鎮痛作用はありますが、抗炎症作用はほとんどなく、平熱時にはほとんど体温に影響しません。

比較的安全性の高い薬物とされていますが、最も問題となる副作用は肝障害で、アルコールの摂取でリスクが高まります。重症肝毒性には解毒薬としてアセチルシステインを投与することもあります。なお、添付文書には「アセトアミノフェンを含む他の薬剤（一般用医薬品を含む）との併用により、アセトアミノフェンの過量投与による重篤な肝障害が発現するおそれがある」とし、かぜ薬などとの併用に注意することとされています。

妊娠中もアセトアミノフェンは比較的安全に使用できますが、動

物実験では弱い動脈管収縮作用が認められています。投与せざるを得ない場合でも、なるべく低用量の使用にとどめた方がよいです。

一方、NSAIDs は COX に結合してプロスタグランジン（PG）の合成を抑制します[2]。侵害受容性疼痛は、PG がブラジキニンなどの発痛作用の閾値を下げて痛みを増強することで起きると考えられており、PG の合成を抑制することで、抗炎症作用とともに解熱鎮痛作用を発揮します。COX には COX-1 と COX-2 があり、COX-2 は炎症性サイトカインなどの刺激で発現が誘導されます。COX-2 を選択的に阻害する薬物はコキシブ系 NSAIDs とも呼ばれます。

両者の比較の表を示します（**表1**）。大きな違いとして、アセトアミノフェンは抗炎症作用がほとんどないのに対して、NSAIDs は抗炎症作用がある点、副作用が多い点などが挙げられます。

表1　アセトアミノフェンと NSAIDs の比較

	アセトアミノフェン	NSAIDs
安全性	◎	○
機序	下行性疼痛抑制系の活性化？	COX 阻害
解熱鎮痛作用	○	○
抗炎症作用	×	○
副作用	肝障害	主に胃腸障害（その他様々）
妊娠後期	△	×

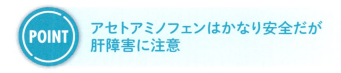

NSAIDs の作用機序〜アラキドン酸カスケード〜

NSAIDs の作用機序を理解するには、アラキドン酸カスケードについて知る必要があります（**図1**）。

図1　アラキドン酸カスケード（シクロオキシゲナーゼ系）

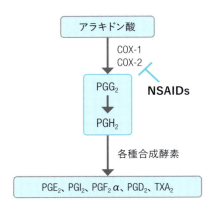

アラキドン酸は COX により酸化され PGG_2 が形成されます。さらに、PGG_2 は過酸化反応（ヒドロペルオキシダーゼ活性）により PGH_2 に変換されます。その後、PGH_2 は各種合成酵素によって PGE_2、PGI_2、$PGF_2α$、PGD_2、TX（トロンボキサン）A_2 などに変換されます。これらの PG がブラジキニンの痛覚受容体感受性の閾値を低下させることにより、疼痛が増悪するとされています[3]。NSAIDs は COX の疎水性チャネルを封鎖することで、アラキドン酸から PG などへの変換を阻害して抗炎症作用および解熱鎮痛作用を発揮するわけです。

プライマリ・ケア医のための
基本薬の使い分け

1

解
熱
鎮
痛
薬

化学構造による NSAIDs の分類

　NSAIDs は化学構造の違いにより多数の種類があります（**表2**）。

表2　NSAIDs の化学構造による分類（主な経口薬）

分類				薬剤
COX阻害薬	酸性	サリチル酸系		アスピリン
		アントラニル酸系		メフェナム酸
		アリール酢酸系	フェニル酢酸系	ジクロフェナクナトリウム
			インドール酢酸系	*インドメタシンファルネシル
			ピラノ酢酸系	☆エトドラク
			ナフタレン系	*ナブメトン
		プロピオン酸系		イブプロフェン、フルルビプロフェン、ナプロキセン、オキサプロジン、*ロキソプロフェンナトリウム水和物、ザルトプロフェン
		オキシカム系		ピロキシカム、ロルノキシカム、☆メロキシカム
	中性	コキシブ系		☆セレコキシブ
その他	塩基性			チアラミド塩酸塩

☆は COX-2 選択性の高い NSAIDs、*はプロドラッグ

　NSAIDs の代表的な分類として酸性であるサリチル酸系、アリール酢酸系、プロピオン酸系、中性であるコキシブ系、塩基性であるチアラミドなどが挙げられますが、ここではそれぞれの特徴について説明します。

　アスピリンに代表されるサリチル酸系はアセチル化により不可逆的に COX を阻害します。なお低用量アスピリンは、COX-1 阻害によるトロンボキサン合成抑制を利用した抗血小板薬として、脳お

13

よび心臓の虚血性疾患の予防目的に使用されます。

ジクロフェナクやインドメタシン、エトドラクなどに代表されるアリール酢酸系は一般に強力な作用を持ちますが消化管障害も多く認めます。インドメタシン製剤は現在、外用薬、坐剤、静注薬があり、経口薬はプロドラッグであるインドメタシンファルネシルを成分とするものが販売されています。なお、静注製剤は未熟児の動脈管開存症に対して承認されています。アリール酢酸系の中だとエトドラクはCOX-2阻害が比較的強いと考えられており、胃腸障害の発生頻度は少ないと報告されています[3]。

イブプロフェンやロキソプロフェンに代表されるプロピオン酸系は効果と安全性のバランスが良いため、よく使用されます。イブプロフェンの静注製剤は、インドメタシン同様、未熟児の動脈管開存症に対して承認されています。

コキシブ系のセレコキシブは選択的COX-2阻害薬という特徴を持ち、十二指腸潰瘍の発症率を低下させ、消化管出血や穿孔などの合併率もある程度低下させます。コキシブ系NSAIDsについては、次項で詳しく説明します。

チアラミド塩酸塩の作用機序はあまりよく分かっていないのですが、酸性のNSAIDsと比べて抗炎症作用が弱いとされています。また、胃腸障害をはじめとする副作用も少ないとされています。

コキシブ系 NSAIDs

前述した通り、COXにはCOX-1とCOX-2という2つのアイソザイムが存在します。COX-1は、胃粘膜、血小板などを含め多くの細胞に恒常的に存在し、胃粘膜保護、腎機能維持、血小板凝集に関連するPGを産生し、主に組織保護作用を有しています。これに対してCOX-2は、通常、細胞内にほとんど存在せず、炎症部位に

おいて各種サイトカインなどの刺激によって誘導され、主に炎症や疼痛に関与する PG を産生します。

　このことから、抗炎症作用を目的として NSAIDs を使用する場合には、COX-2 を選択性に阻害する薬剤の方が理想的だとされ、実際そうした薬剤は、COX-1 阻害が原因と考えられる胃腸障害の副作用が発現しにくいことが明らかになっています。日本消化器病学会の「消化性潰瘍診療ガイドライン 2020」では、欧米における 2010 年までに発表された選択的 COX-2 阻害薬と NSAIDs の上部消化性潰瘍の発症頻度を検討した無作為比較試験を集積し、独自にメタアナリシスを行っており、「胃潰瘍、十二指腸潰瘍ともに発症率は選択的 COX-2 阻害薬の方が低かった」と記載しています[4]。

　選択的 COX-2 阻害薬であるセレコキシブは、COX-1 と COX-2 の立体構造の違いを利用し、開発段階から COX-2 を標的として設計された薬剤です。それ以前に開発されたエトドラク、メロキシカムも COX-2 選択性が高いことが分かっています[3]。

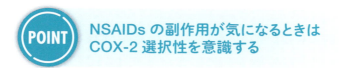

POINT　NSAIDs の副作用が気になるときは COX-2 選択性を意識する

NSAIDs の副作用

NSAIDs を使用する際は、基本的に抗炎症作用、解熱鎮痛作用などの効果と、副作用のバランスを勘案することが大切です。副作用としては以下に示すようなものがあります（**表3**）。

表3　NSAIDs の主な副作用

共通して認められるもの
胃腸障害（頻度が最も高い）、皮疹、肝障害、腎障害、アスピリン喘息、造血臓器障害
特異的に認められるもの
アスピリン：耳鳴り、難聴
インドメタシン：めまい、ふらつき
イブプロフェン：無菌性髄膜炎
メフェナム酸：自己免疫性溶血性貧血
ピロキシカム：光線過敏症

この中でも特に頻度が高いのが胃粘膜における COX-1 阻害による胃腸障害です。海外のメタアナリシスでは、1週間以上の NSAIDs 投与による NSAIDs 起因性胃潰瘍の発生率は 14.2％、十二指腸潰瘍は 5.4％としています[5]。国内のレセプトデータを利用した研究では、NSAIDs 服用例で消化性潰瘍、および上部消化管出血のリスクのオッズ比はコントロール群と比較して 1.45、1.76 と高いことが示されています[6]。

NSAIDs 潰瘍の危険因子としては、
（1）消化性潰瘍の既往がある
（2）複数または高用量の NSAIDs を使用している

（3）抗凝固薬・抗血小板薬を併用している

（4）高齢者（特に 70 歳以上）である

（5）ヘリコバクター・ピロリ感染症を合併している

（6）ステロイドを併用している

（7）重篤な全身性疾患がある

（8）ビスホスホネートを併用している

が挙げられます。

　これらの危険因子を避けることが NSAIDs 潰瘍を予防する最善の策ですが、こうした患者に NSAIDs をどうしても使わないといけない場合は、プロトンポンプ阻害薬（PPI）やプロスタグランジン製剤の併用も有効です。なお、選択的 COX-2 阻害薬であってもこれらの危険因子がある場合は、PPI などを併用することが望ましいとされています。

　NSAIDs の副作用としては、次いで腎障害が重要で、浮腫、高血圧も起こります。アスピリン喘息はアスピリンだけでなく、いずれの NSAIDs でも起こり得る副作用です。

　薬剤に特異的に見られるものとして、イブプロフェン投与時における項部硬直・Kernig 徴候などの髄膜刺激症状があります[7]。混合性結合組織病などで見られる抗 U1-RNP 抗体陽性例では、イブプロフェンをはじめとする NSAIDs による無菌性髄膜炎との相関も指摘されているので注意しましょう。

　妊婦に対しては NSAIDs には催奇形性の指摘はないものの、妊娠後期に使用すると動脈管閉鎖による胎児死亡を促したり、妊娠全期間において NSAIDs 使用による羊水過少症のリスクがあることが報告されており、投与禁忌とされている場合がほとんどです。繰り返しになりますが、解熱鎮痛目的であれば基本的にアセトアミノフェンを必要最低限の用量で処方するのがよいでしょう。

NSAIDsとワルファリンまたは直接作用型経口抗凝固薬（DOAC）との併用は、抗血栓作用を増強させるので注意が必要です。また、ロキソプロフェン、イブプロフェンなど一部のNSAIDsとニューキノロン系抗菌薬の併用では、特に高齢者でけいれんを誘発させるという報告がありますので、併用注意となっています。

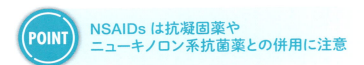

POINT　NSAIDsは抗凝固薬やニューキノロン系抗菌薬との併用に注意

［参考文献］
1) 医薬品インタビューフォーム．カロナール錠200ほか（2024年9月閲覧）
2) 一般社団法人日本ペインクリニック学会ウェブサイト「NSAIDsとアセトアミノフェン」（2024年9月閲覧）
3) 川合眞一 非ステロイド抗炎症薬（COX-2阻害薬）．日本内科学会雑誌 2011;100:2888-901.
4) 日本消化器病学会「消化性潰瘍診療ガイドライン2020」
5) A Rostom, et al. Cochrane Database Syst Rev. 2002:(4):CD002296.
6) Sugisaki N, et al. J Gastroenterol. 2018;53:1253-60.
7) 厚生労働省「重篤副作用疾患別対応マニュアル：無菌性髄膜炎」（2011年3月）

第2章
ステロイド経口薬・注射薬

冨塚 崇史
冨塚メディカルクリニック（宇都宮市）

【登場する主な薬】

ヒドロコルチゾン
コルチゾン
プレドニゾロン
メチルプレドニゾロン
トリアムシノロン
デキサメタゾン
ベタメタゾン

治療薬としてのステロイドとは、一般的にグルコ（糖質）コルチコイド製剤のことです。このステロイドの作用には大きく分けて「抗炎症作用」と「免疫抑制作用」の2つがあり、膠原病疾患や呼吸器疾患、腎疾患、皮膚疾患、アレルギー疾患など、様々な疾患の治療薬として使用されています。ステロイドには経口薬、注射薬、外用薬、吸入薬、鼻噴霧薬や点眼薬など様々な剤形・投与方法が存在しますが、ステロイドの全身投与としては経口薬と注射薬が使用されます。

本稿では多数の領域で扱うステロイドの全身投与に的を絞って解説します。

ステロイドの作用機序

治療薬としてのステロイドは、副腎皮質で作られるホルモンのうちグルココルチコイドという成分を合成した薬です。ステロイドの臨床応用は1948年、Hench らが世界で初めて関節リウマチ患者に使用したことにより始まります[1]。これを機に、即効性があり、抗炎症作用と免疫抑制作用を同時に発揮するステロイドが様々な疾患の治療薬として使用されることになりました。

治療薬としてのステロイドの主要な作用機序については未だ完全に解明されたわけではありませんが、以下のような流れで効果を発揮すると考えられています（**図1**）。すなわち、ステロイドが標的細胞内に入ると、細胞質にあるステロイド受容体と結合します。ステロイド受容体は細胞質内で熱ショック蛋白90などの分子シャペロンと弱く結合していますが、ステロイドの結合により解離して、活性化したステロイド–ステロイド受容体複合体が核内に移行します。この複合体が複数の経路で、特定のゲノムの転写を制御することで、抗炎症作用と免疫抑制作用を発揮します[2]。

図1　ステロイドの作用機序

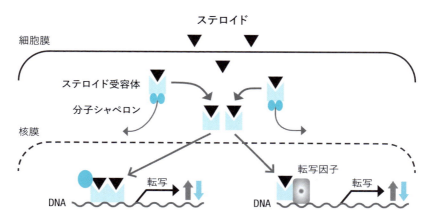

　その経路の一つが、2量体でゲノムDNAのステロイド応答性配列に結合し、関連遺伝子の転写を制御することです。ステロイドによって誘導される分子としてannexin 1やmitogen-activated protein kinase（MAPK）phosphatase-1などの抗炎症蛋白の存在が報告されています。

　このほか、炎症刺激などが細胞に作用するとactivator protein-1（AP-1）やnuclear factor kappaB（NF-κB）などの転写因子が活性化しますが、それらの転写因子にステロイド-ステロイド受容体複合体が直接結合して、炎症性サイトカインなどの炎症惹起に関わる分子の転写を抑制する働きもあると報告されています。また、ステロイド-ステロイド受容体複合体が転写因子と一体となって働く経路もあると考えられています。

ステロイドの構造と種類・特徴

　治療薬として使用されるステロイドの構造は、ヒドロコルチゾンを基本骨格として、二重結合やフッ素の導入などといった化学修飾を行うことでグルココルチコイド作用の増強が図られています。また、エステル化によって脂溶性、水溶性のどちらにすることもできることから、多様な剤形が存在します[3]。

　主な合成ステロイドの種類と半減期などの特徴をまとめたものを**表1**に示します[4]。

表1　経口ステロイドの半減期と力価比

一般名	半減期（時間）		力価比[*1]		1錠中の量（mg）[*2]	概算同等用量（mg）[*3]
	血中	生物学的	糖質	鉱質		
ヒドロコルチゾン	1.5	8〜12	1	1	10	20
コルチゾン	1.5	8〜12	0.8	0.8	25	25
プレドニゾロン	2.75	18〜36	4	0.8	5	5
メチルプレドニゾロン	3.0	18〜36	5	0.5	2、4	4
トリアムシノロン	4.2	24〜48	5	0	4	4
デキサメタゾン	5.0	36〜54	25-30	0	0.5、4	0.75
ベタメタゾン	5.0	36〜54	25-30	0	0.5	0.75

＊1　力価比はヒドロコルチゾンの抗炎症作用（糖質）とコルチゾールの電解質作用（鉱質）をそれぞれ1としたときの数字。なお、ヒドロコルチゾンの鉱質コルチコイド作用は糖質コルチコイド作用の約15分の1とされている

＊2　コートリル（一般名ヒドロコルチゾン）、コートン（コルチゾン）、プレドニン（プレドニゾロン）、メドロール（メチルプレドニゾロン）、レダコート（トリアムシノロン）、デカドロン（デキサメタゾン）、リンデロン（ベタメタゾン）の錠剤の含量。プレドニゾロンは他製品で1mg錠、2.5mg錠あり

＊3　ヒドロコルチゾン20mgの糖質コルチコイド作用に対応する用量

一般的に血中半減期が長ければ長いほど、グルココルチコイド作用も強力になります。半減期延長に加えてレセプターの結合親和性も強力になるというのがその背景にあります。ヒドロコルチゾン（コルチゾール）は生理的に分泌される内因性のステロイドであり、最もミネラルコルチコイド作用（電解質代謝に作用し、主にこれがステロイドの副作用として表出する）が強力です。なお、ストレスのない状態の成人のヒドロコルチゾン分泌量は約10mg/日とされています。ヒドロコルチゾンは、より生理的な作用を求める場合、すなわち副腎不全におけるステロイド補充療法などに適しています。

一方、プレドニゾロンは上記の性質がいずれも中等度であるため最も使いやすいステロイドです。ヒドロコルチゾンに比べてミネラルコルチコイド作用が少ないため、血圧上昇、心不全などの副作用の心配が少ないと考えられていますが、大量投与時にはこうした症状が出現する可能性があります。投与中に血圧が上昇して降圧薬でも対処しにくい場合、あるいは腎不全で浮腫、高血圧がある場合などにはミネラルコルチコイド作用がより少ない、メチルプレドニゾロンの同等量への変更も考慮します。

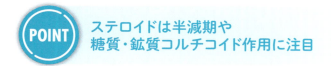

POINT　ステロイドは半減期や
糖質・鉱質コルチコイド作用に注目

デキサメタゾンとベタメタゾンはステロイド受容体との結合親和性が強いことから、生物学的半減期は血中半減期で予想される以上に長くなります。これらの薬の抗炎症作用および免疫抑制作用は強力ですが、一方で副腎抑制作用も強く、将来的なステロイド離脱を目指すケースでは使わない方がよいとされています。

プレドニゾロンは胎盤の11β脱水素酵素によって多く代謝され、

胎盤通過性は低いので、母体の治療にはプレドニゾロンを用いるのが一般的です。なお、プレドニゾロン 30mg/ 日以下では胎児への影響はほとんどないとされています[5]。また、授乳中のステロイドの影響に関しては、プレドニゾロンはパルス療法でない限り、乳中に移行するのはほんの微量であるとされており、基本的に授乳が可能だという見解が主流です。とはいえ、母体の病状も考慮しつつ、適宜、人工ミルクを併用する方が現実的でしょう[6]。

一方で、デキサメタゾンやベタメタゾンは胎盤の 11 β脱水素酵素で代謝されないため胎盤を通過し、胎盤での不活性化率が低く胎児にも作用しやすいので、胎児の治療には有効ですが、妊婦への治療には避けるべきです。なお、デキサメタゾンおよびベタメタゾンについては、母乳中へ移行が動物実験（デキサメタゾン）やヒト（ベタメタゾン）で確かめられており、「治療上の有益性および母乳栄養の有益性を考慮し、授乳の継続または中止を検討すること」とされています。

トリアムシノロンはミネラルコルチコイド作用をほぼ消失させたステロイドである一方、グルココルチコイドの力価はヒドロコルチゾンの 5 倍となっています。理由は不明ですが、他のステロイドと比較してステロイドミオパチーを呈することが多いと報告されています。また、後述するように通常、ステロイドの副作用として食欲増進が認められますが、トリアムシノロンは逆に食欲低下、体重減少、鎮静を来すことがあります。電解質代謝に及ぼす影響については、ミネラルコルチコイド作用がほぼ消失しているため、ナトリウムや水分の貯留を来さずにむしろその排泄を促進するとされています。

経口薬、注射薬の使い分け

　全身投与に用いるステロイドには経口薬と注射薬があります。以下にそれぞれの比較表を示します（**表2**）。

表2　ステロイド経口薬と注射薬の特徴

	経口薬	注射薬
即効性	○	×
経口困難者	×	○
使用例	右以外全般	ショックなど重症例 大量投与の場合

　経口薬の場合、消化管での吸収率は通常70〜100％と高く、食事の影響はあまり受けません。経口薬には錠剤のほかにシロップ剤や散剤といった剤形がありますが、いずれも吸収率は良好です。また、投与後の血中濃度も1〜2時間で速やかにピークを迎えるため、即効性の観点からも経口投与が最も推奨される投与法です。

　一方、注射薬はショック状態や気管支喘息の重積発作、意識障害などで経口投与が困難な患者、ステロイドの大量投与のため経口では投与困難な場合などに用いられます。ステロイドはそのままだと水に難溶性であるため、注射に用いる製剤はコハク酸エステル、リン酸エステルなどのようにエステル化されており、投与後は生体内のエステラーゼにより分解されて遊離型となってから作用を発揮します。また、ステロイドは標的細胞内で遺伝子発現、タンパク合成を介してその作用を発揮するため、注射薬は効果発現までに通常3〜4時間以上かかることになります。

　通常のステロイド投与量では治療困難な重篤な病態に対して、強力な抗炎症作用および免疫抑制作用を期待して、大量のステロイド

を短期的かつ集中的に投与するステロイドパルス療法を行うことがあります。このステロイドパルス療法では一般的に**メチルプレドニゾロン**が使用されます。その利点として、ミネラルコルチコイド作用が他のステロイドに比べて弱い分類であることに加え、作用時間も短すぎず長すぎないことが挙げられます。

　気管支喘息の重積発作に対してステロイドの注射薬を使用する場合、注意したいのが、気管支喘息患者の約10%が持っているというアスピリン喘息の急性増悪です。静注用副腎皮質ステロイドにはコハク酸エステル型とリン酸エステル型があり、ステロイドによっては両方の製剤が選べる場合もありますが、メチルプレドニゾロンはコハク酸エステル型しかありません。コハク酸エステル型のステロイドをアスピリン喘息に急速静注すると高頻度で喘息発作の誘発や喘息症状の増悪が見られるため、使用するステロイドの種類には注意が必要です。

　なお、急速静注を避ければそのような危険性は少なくなりますし、経口ステロイドにはこのような危険性はありません。

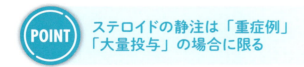

ステロイドの副作用

　ステロイドの副作用は多岐にわたります。代表してプレドニン錠（プレドニゾロン）の添付文書に掲載されている項目を列挙しますが（**表3**）、ステロイドを使用する場合はこれらの副作用に注意しつつ、出現してしまった場合にはそれぞれの副作用に合わせた治療を行う必要があります。

表3　ステロイドの主な副作用
　　　（例としてプレドニン錠の副作用を記載、次ページに続く）

重大な副作用
・誘発感染症、感染症の増悪
・続発性副腎皮質機能不全、糖尿病
・消化管潰瘍、穿孔、出血
・膵炎
・精神変調、うつ状態、痙攣
・骨粗鬆症、骨頭無菌性壊死、ミオパチー
・緑内障、後嚢白内障、中心性漿液性網脈絡膜症、多発性後極部網膜色素上皮症
・血栓症
・心筋梗塞、脳梗塞、動脈瘤
・硬膜外脂肪腫
・腱断裂
・腫瘍崩壊症候群

表3　ステロイドの主な副作用（続き）
　　　（例としてプレドニン錠の副作用を記載）

その他の副作用
【過敏症】発疹
【内分泌系】月経異常、クッシング症候群様症状
【消化器】下痢、悪心・嘔吐、胃痛、胸やけ、腹部膨満感、口渇、食欲不振、食欲亢進、腸管嚢胞様気腫症
【循環器】血圧上昇、徐脈
【呼吸器】縦隔気腫
【精神神経系】多幸症、不眠、頭痛、めまい、易刺激性
【筋・骨格】筋肉痛、関節痛
【脂質・蛋白質代謝】満月様顔貌、野牛肩、窒素負平衡、脂肪肝
【体液・電解質】浮腫、低カリウム性アルカローシス
【眼】網膜障害、眼球突出
【血液】白血球増多
【皮膚】ざ瘡、多毛、脱毛、色素沈着、皮下溢血、紫斑、線条、そう痒、発汗異常、顔面紅斑、脂肪織炎
【その他】発熱、疲労感、ステロイド腎症、体重増加、精子数およびその運動性の増減、尿路結石、創傷治癒障害、皮膚・結合組織の菲薄化・脆弱化

ステロイド離脱症候群に注意

　ステロイドを長期的に内服した場合、体内でステロイドホルモンが分泌されなくなることがあります。そのため、急にステロイド薬をやめると体内のステロイドホルモンが不足し、倦怠感や血圧低下、吐き気、低血糖などの症状が起こることがあります。これをステロイド離脱症候群といいます。基本的にプレドニゾロン 5mg/ 日以上を内服していれば特殊な状況下でない限り、ステロイド離脱症候群は出現しないとされていますが、見逃すと怖いので知っておきましょう。

　ステロイド離脱症候群のような医原性副腎不全で前景に出る症状は腹痛や吐き気・嘔吐、食思不振といった消化器症状です。ステロ

イド長期内服中にこうした症状が出現したら注意が必要です。吐き気・嘔吐が出現すると、ステロイド内服がうまくできず、ステロイド離脱症候群となり、さらに吐き気・嘔吐が増悪する——という悪循環に陥ることがあります。そのため、速やかにステロイドカバーを行う必要があります。ステロイドカバーについては後ほど詳しく説明します。

続いて、原発性副腎不全と医原性副腎不全の違いを見てみましょう（**表4**）。

表4　原発性副腎不全と医原性副腎不全の違い

	糖質 コルチコイド 分泌	鉱質 コルチコイド 分泌	消化器 症状	電解質 異常	低血圧
原発性	×	×	△	○	○
医原性	×	○	○	×	×

原発性副腎不全の場合は、糖質コルチコイドと鉱質コルチコイドの分泌が低下するため、両者の作用を1対1で有するヒドロコルチゾンで補充するのが基本となります。一方、医原性副腎不全では、糖質コルチコイドの分泌のみが低下し、鉱質コルチコイドの分泌は保たれます。そのため、ヒドロコルチゾン以外のステロイドで補充しても問題ありません。

原発性副腎不全でも消化器症状が出現することはありますが、前景に出る症状としては、電解質異常による易疲労感や全身倦怠感、脱力感、低血圧などが一般的です。一方、医原性副腎不全で前景に出る症状は前述の通り、腹痛や吐き気・嘔吐、食思不振といった消化器症状です。また、医原性副腎不全ではレニン－アンジオテンシン系に支配される鉱質コルチコイドの分泌は保たれるため、電解質

異常や低血圧は原則出現しません[7]。

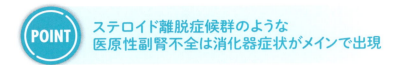

ステロイドの相互作用

　ステロイドの代謝には主にステロイド骨格のA環の還元反応とそれに続くグルクロン酸抱合、肝臓におけるチトクロームP450（CYP）のサブファミリーであるCYP3A4による6β位の水酸化反応があります。ステロイドの種類によりこれらの代謝経路の割合が異なっています。ヒドロコルチゾンの主な代謝経路はA環ですが、デキサメタゾンやベタメタゾンでは6β位が主です。プレドニゾロンはその中間であり、6β位の代謝は一部です。A環の還元反応とそれに続くグルクロン酸抱合は他の薬剤の影響はあまり受けませんが、6β位の水酸化反応はCYP3A4の影響を受けやすく、CYP3A4を誘導する薬剤と併用すると、ステロイドの代謝が早まりステロイドの効果が減弱します。そのため、特にデキサメタゾン、ベタメタゾン、プレドニゾロンは、CYP3A4を誘導する薬剤との併用に注意が必要です。注意すべき主な薬物相互作用を表5に示します。

　CYP3A4を誘導する代表的な薬剤としてはフェノバルビタール（バルビツール酸誘導体）、フェニトイン、リファンピシン、カルバマゼピンなどが挙げられます。

　例えばリファンピシンの場合、薬物代謝がデキサメタゾンで5倍、プレドニゾロンで2倍、ヒドロコルチゾンで1.2倍に亢進することが報告されています[8]。この場合、ステロイドの効果減弱を見越して、ステロイドを増量する必要があります。通常、これらの薬剤

プライマリ・ケア医のための
基本薬の**使い分け** **2**

ステロイド経口薬・注射薬

表5 ステロイドの主な薬物相互作用
（例としてプレドニン錠の主な相互作用を記載）

ステロイドの作用に影響する薬剤	
ステロイドの作用を減弱	バルビツール酸誘導体
	フェニトイン
	リファンピシン
ステロイドの作用を増強	エリスロマイシン
ステロイドにより作用が影響を受ける薬剤	
作用が減弱される薬剤	サリチル酸誘導体（アスピリンなど）
	ワルファリンカリウム
	糖尿病用薬（経口薬、インスリン製剤）
作用が増強される薬剤	シクロスポリン
作用が減弱または増強	非脱分極性筋弛緩薬
併用により副作用を認める薬剤	
低ナトリウム血症	デスモプレシン
低カリウム血症	利尿薬（フロセミドなど）
尿路結石	活性型ビタミン D_3 製剤
感染症	生ワクチン
腱障害	キノロン系抗菌薬

その他のステロイド薬との相互作用としては、抗HIV薬の作用減弱（デキサメタゾン）、ドネペジルの作用減弱（デキサメタゾン）、エンシトレルビルフマル酸による作用増強（デキサメタゾン）、卵胞ホルモンによる作用増強（ヒドロコルチゾン）、ソマトロピンの作用減弱（トリアムシノロン）、ジゴキシン中毒（メチルプレドニゾロン、トリアムシノロン）などがある

開始2週後にはCYP3A4が完全に誘導されるので、その少し前にステロイドの増量を行います。ヒドロコルチゾンは主な代謝経路がCYP3A4とあまり関係のないA環の代謝であることや、亢進しても通常の1.2倍であるため増量しないという選択肢もありますが、プレドニゾロンの場合には2倍に増量して対応します。リファンピシンのCYP3A4誘導作用はリファンピシン中止後も1～2週間続くとされているため[9)]、その間もプレドニゾロンの量を2倍に維

31

持しておいた方が無難です。

リファンピシンの代替薬として、リファンピシンよりも CYP3A4 誘導作用が弱いリファブチンを使用する場合があります。リファブチンを併用する際はステロイドの増量は必須ではないとされていますが、効果減弱には注意しましょう。

ステロイドカバー

ステロイドを投与中の患者が手術をする場合やショックとなった時には副腎不全にならないよう、予防的にステロイドを補充するステロイドカバーを行うことがあります。現時点ではステロイドカバーに関する質の高いエビデンスは存在せず、様々な使い方が提案されており、使用するステロイドもそれぞれ異なっています。

ステロイドを使用する際に注意しなければならないのは、視床下部-下垂体-副腎系（HPA）抑制です。HPA が抑制されるとステロイドを短期間では中止できなくなるためです。HPA が抑制される用量閾値はプレドニゾロン 7.5mg/ 日、期間閾値は 3 週間が目安となるので、それ以上投与した場合にはステロイドカバーを考慮します。なお、一般的には最大用量がプレドニゾロン 5mg/ 日以下の場合、ステロイドカバーは不要であると考えられています。

基本的に感染症発症時はステロイドの投与量を変えずに経過を見ますが、敗血症や感染症の急性期には、一時的に投与量を 1.5 倍〜2 倍に増量することもあります。ショック以外のストレス下ではプレドニゾロン 30mg/ 日を最大として適宜減量して投与します。

以下は、一般的によく参考にされる医学的ストレスとステロイド補充量の対応表（**表6**）です [10]。覚えておくとよいでしょう。

32

プライマリ・ケア医のための
基本薬の使い分け

表6　医学的ストレスとステロイドカバーの方法（文献10より引用）

医学的、手術ストレス	ステロイド補充量
軽度	
鼠径ヘルニア手術	処置当日のみ、ヒドロコルチゾン25mgまたはメチルプレドニゾロン5mgを静脈内投与
大腸内視鏡検査	
軽度の発熱性疾患	
軽度～中等度の吐き気・嘔吐	
胃腸炎	
中等度	
開腹胆嚢摘出術	ヒドロコルチゾン50～75 mg、またはメチルプレドニゾロン10～15 mgを処置当日に静脈内投与。1～2日かけて通常の用量まで減量する。
半結腸切除術	
重篤な発熱性疾患	
肺炎	
重度の胃腸炎	
重度	
心臓胸部大手術	ヒドロコルチゾン100～150 mg、またはメチルプレドニゾロン20～30 mgを処置当日に静脈内投与。1～2日かけて通常の用量まで減量する。
膵頭十二指腸切除術	
肝臓切除	
膵炎	
重篤	
敗血症による低血圧、ショック	6～8時間ごとにヒドロコルチゾン50～100 mgを静脈内投与、または0.18 mg/kg/hの持続注入。加えて、ショック症状が治まるまで50μg/日のフルドロコルチゾン投与。 数日から1週間以上かかる場合がある。 バイタルサインと血清ナトリウム値に応じて徐々に減量。

※プレドニゾロンを5mg/日以下投与されている患者は、通常量の投与が必要だが、追加の補充は必要ない。プレドニゾロンを5mg/日以上投与されている患者は、維持療法に加えて上記の補充が必要。

［参考文献］

1）HENCH PS, KENDALL EC, et al. Proc Staff Meet Mayo Clin. 1949;24:181-97.
2）川合眞一 . 膠原病治療におけるステロイドの使い方 . 日本内科学会雑誌 .
　　2015;104:1937-43.
3）川合眞一 . 2. ステロイド内服薬の選び方・使い方 (V. アレルギー疾患におけるステ
　　ロイドの使い方 , 専門医のためのアレルギー学講座). アレルギー .2009;58:7-12.
4）医薬品インタビューフォーム . リンデロンほか（2024 年 1 月改訂）
5）小寺雅也 . ステロイドの使い方 . MB derma. 2008;136:55-63.
6）岩波慶一 編『アウトカムを改善する ステロイド治療戦略』（日本医事新報社、
　　2019）
7）Arlt W, Allolio B. Adrenal insufficiency. Lancet. 2003;361:1881-93.
8）川合眞一 . リファンピシン服用者における各種糖質コルチコイド代謝動態の比較 .
　　日本内分泌学会雑誌 . 1985;61:145-61.
9）Finch CK, et al. Arch Intern Med. 2002;162:985-92.
10）Coursin DB, et al. JAMA.2002;287:236-40.

第3章

高血圧治療薬（基礎編）

西村 浩貴
Westchester Medical Center Nephrology

【登場する主な薬】

ヒドロクロロチアジド
インダパミド
エナラプリル
イミダプリル
カプトプリル
アリスキレン
アジルサルタン
イルベサルタン
カンデサルタン
テルミサルタン
バルサルタン
ロサルタン
アムロジピン
ニフェジピン
アゼルニジピン
ベニジピン
ジルチアゼム
ベラパミル

高血圧治療薬の使い分けの基礎編として、本章では薬を使う前段階のことをまず記載します。高血圧は日常診療を行う上で、避けて通れない疾患です。高齢化の影響もあり、患者数は4300万人、日本人の3人に1人が高血圧だとされています[1]。内臓脂肪型肥満に加えて、高血圧、耐糖能異常、脂質異常症のうち2つがあるとメタボリック症候群と診断されますが、これら生活習慣病は進行すると、心不全や脳卒中、脳梗塞、心筋梗塞、腎症による血液透析など重篤な疾患に発展しますので、「血圧が高いだけ」という段階から早めの対応が必要です。

まずは高血圧の診断から始めましょう。血圧を正しく測る方法を確認します。血圧測定の30分前から、喫煙、飲酒、お茶やコーヒーなどのカフェイン摂取、運動を避けます。初回は左右の腕で血圧を測定し、以降は高い血圧が出る側を測定に用います。座位で会話をせず、椅子に3分から5分以上座ってから、背中は背もたれに付け、足は組まずに床につけ、服などに覆われていない上腕にカフを巻き、上腕は右心房の高さで支えられた状態で測定します。

血圧計のカフのサイズも重要で、加圧部が上腕周囲の80％を覆うサイズがベストです。2回以上測定し、その血圧差が5mmHg以内に収まるまで計測を繰り返します。

以上が理想的な血圧計の測定方法ですが、正直なところ、これらが常に守られている可能性は相当低いかもしれません。ただ、原則を知っておくのと知らないのとでは、患者指導への自信の違いにつながると筆者は考えます。

米国医師会（AMA）と米国心臓協会（AHA）が運営する「Target:BP」というサイトに、家庭血圧を測定する方法がインフォグラフィックで掲載されていますので指導の参考にするとよいでしょう（**図1**）。

図1 AMA、AHAが運営する「Target:BP」サイト（家庭血圧の測定法）

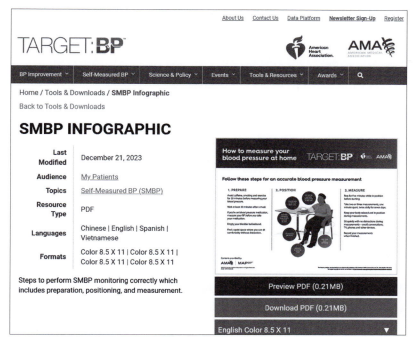

（URL：https://targetbp.org/tools_downloads/how-to-accurately-measure-blood-pressure-2/、最終閲覧：2024年10月）

　日本高血圧学会の「高血圧治療ガイドライン2019」によれば、診察室血圧140/90mmHg以上を高血圧とみなして治療対象にしています。ただ、140/90mmHg未満でも130〜139/80〜89mmHgの高値血圧、120〜129/<80mmHgの正常高値血圧では、120/80mmHg未満の正常血圧と比べて心血管病のリスクが高いとされています。一方、患者が自己測定した家庭血圧での診断基準値は、診察室血圧よりも低く、135/85mmHg以上です。家庭血圧にも125〜134/75〜84mmHgの高値血圧や115〜124/<75mmHgの正常高値血圧を定めています。24時間血圧自由行動下血圧（ABPM）の平均値は130/80mmHg以上、昼間は135/85mmHg以上、夜間は

120/70mmHg 以上が高血圧の基準値となっています。

降圧目標は基本的に収縮期血圧 130mmHg 未満、拡張期血圧 80mmHg 未満です（家庭血圧なら 125/75mmHg 未満）。ただし、「75歳以上の高齢者」「両側頸動脈狭窄、脳主幹動脈閉塞がある（または未評価）」「尿蛋白陰性の慢性腎臓病（CKD）患者」では、収縮期血圧 140mmHg 未満かつ拡張期血圧 90mmHg 未満を目標とします。75歳以上の場合でも、血圧を下げることでめまいやふらつきを生じたりといったことがない（副作用なく降圧薬を飲み続けられる）場合は、130/80mmHg を目標にすべきだとされています。

なお、以前から、血圧は「the lower, the better」と言われ、下げれば下げるほどよいとされてきました。米国では 2017 年に診断基準が 130/80mmHg に下げられています。また、降圧目標についても 2024 年の欧州心臓病学会ガイドラインでは、幅広い対象者で収縮期血圧 120 〜 129mmHg を推奨しています。今後、日本でも診断基準や降圧目標が変わる可能性がありますので、学会などの動きを注視したいところです。

降圧薬を続けて飲んでもらうための動機付け

血圧が高いことを健康診断などで指摘され、受診する人に「どうして血圧を下げる必要があるのか」について説明するにはどうすればよいでしょうか。降圧薬を処方してその後のフォローアップを行う際、患者からこのように言われることも多いでしょう。

「先生、血圧はまだ高いのですが、なんともないのです」

こうした患者への説明としては、冒頭のように「血圧は低ければ低いほど脳梗塞や心筋梗塞など命にかかわるような重篤な疾患のリスクを下げることができます」と伝えるのも一法です。

それに加えて、「おそらく生命保険などに毎月掛け金をお支払い

になられていると思いますが、それと同じ考えです。現在は何ともなくても、将来のリスクに備えて保険に加入する。同様に、血圧という目に見えるリスクを、薬を飲むことで下げて、将来に備えるということです」という説明はいかがでしょうか。参考にしていただければ幸いです。

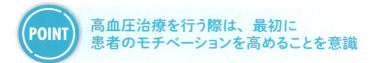

POINT　高血圧治療を行う際は、最初に患者のモチベーションを高めることを意識

高血圧を診断した後の検査

　一般に行われる（べき）検査について述べます。ベースラインの12誘導心電図（左心室肥大や過去の心筋梗塞の診断）、血算、生化学（腎機能、ナトリウム、カリウム、カルシウム）、血糖、脂質、甲状腺刺激ホルモンTSHといった採血、尿沈渣を含む尿検査、ほかには尿中アルブミン/クレアチニン比（糖尿病や慢性腎臓病を疑うとき）などです。患者を治療に参加させるという目的からも、検査値の意味などの説明をきちんと行うことが重要です。

降圧薬の種類は大きく4分類

　前置きが長くなりましたが、いよいよ降圧薬の使い分けです。基礎編では、第一選択として用いられる降圧薬4分類（利尿薬、アンジオテンシン変換酵素阻害薬［ACE阻害薬］、アンジオテンシンⅡ受容体拮抗薬［ARB］、カルシウム拮抗薬）を押さえておけばよいでしょう（次ページ**表1**）。

その理由は、これまでの臨床試験では使用した薬によって降圧効果によるアウトカム（脳卒中や心筋梗塞、心不全の低下）に大きな差が出ていないからです（心不全に対する初期治療では、カルシウム拮抗薬やACE阻害薬、ARBよりサイアザイド利尿薬が優れているという知見があるのを除く）。また、その他の高血圧治療薬であるβ遮断薬、α阻害薬、血管拡張薬、アルドステロン受容体阻害薬（MRA）、ループ利尿薬は上記の4つに比べて十分に比較試験が行われていません。従って、β遮断薬を心筋梗塞後や心不全に対して

表1　第一選択として用いられる高血圧治療薬の種類と主な薬剤

種類	主な薬	心不全	慢性腎臓病	主な副作用
サイアザイド利尿薬	ヒドロクロロチアジド、トリクロルメチアジド、インダパミド	○	—	低カリウム血症、低ナトリウム血症、脂質異常症、高尿酸血症、高血糖
ACE阻害薬	エナラプリル、イミダプリル、カプトプリル	○	○	めまい、血管浮腫、高カリウム血症、空咳（誤嚥性肺炎予防効果指摘あり）、妊婦には禁忌
ARB	アジルサルタン、オルメサルタン、テルミサルタン、カンデサルタン	○	○	めまい、血管浮腫、高カリウム血症、妊婦には禁忌
カルシウム受容体阻害薬	【ジヒドロピリジン系】アムロジピン、ニフェジピン、アゼルニジピン、ベニジピン	—	—	下腿浮腫、頭痛、顔面紅潮、歯肉肥大（ニフェジピン）、便秘、CYP3A4の阻害作用による薬物相互作用あり
	【非ジヒドロピリジン系】ジルチアゼム、ベラパミル	—	—	便秘、頭痛、HFrEFでは避ける、β遮断薬との併用で心ブロック、徐脈のおそれ、CYP3A4の阻害作用による薬物相互作用あり（ベラパミル）

用いたり、MRA を心不全に、またループ利尿薬を進行した腎不全に用いたり治療抵抗性の高血圧に追加する、といった個別の適応を除けば、4 つの薬を基本的に用いることになります。

■ サイアザイド利尿薬

遠位尿細管のナトリウム・クロライド共輸送体の働きを阻害することで浮腫改善ならびに降圧作用を示します。治療抵抗性高血圧の基準として「利尿薬が処方されている」という項目があるように、他剤で降圧不良の患者に対して、心不全・肝硬変・慢性腎臓病といった細胞外液を増加させる病態のほか、明らかな浮腫を認めない患者に対しても効果があります。ヒドロクロロチアジドは後述するように配合剤によく含まれている成分です。インダパミドは半減期が長く、1 日 1 回処方でアドヒアランスが良い薬剤です。

■ ACE 阻害薬、ARB、直接レニン阻害薬

ACE 阻害薬、ARB、直接レニン阻害薬（アリスキレン）はいずれもレニン・アンジオテンシン系阻害薬です。ACE 阻害薬と ARB は降圧効果だけでなく、蛋白尿を認める慢性腎臓病の進行抑制作用、心血管系イベントの予防効果は同等と報告されています。アリスキレンはそれほどデータが多くありませんが、同等の降圧効果が期待されています。

ACE 阻害薬には有名な副作用として空咳が挙げられます。高齢者の誤嚥性肺炎予防効果を期待して処方される場合もあるくらいです。また、薬剤によっては CYP3A4 の阻害作用による薬物相互作用があり、グレープフルーツジュースなどとの同時服用が禁じられているものがあります。加えて、致死的な副作用である血管浮腫も、頻度はまれですが記憶しておくべきでしょう。ACE 阻害薬、ARB ともに妊婦には禁忌とされています。

■ **カルシウム拮抗薬**

　ジヒドロピリジン系（**アムロジピン**、**ニフェジピン**、**アゼルニジ**
ピン、**ベニジピン**など）と非ジヒドロピリジン系（**ジルチアゼム**、
ベラパミルなど）の2つのクラスがあります。クラスによる効果の
違いを比較した試験はありませんが、通常、半減期の長いジヒドロ
ピリジン系が降圧薬として用いられます。2022年にアムロジピン
とニフェジピンの2剤の添付文書における妊婦への使用について禁
忌が解除されており、妊娠高血圧に使いやすくなっています。

　ジヒドロピリジン系の中でも、アムロジピンは広く用いられてい
ますが、用量依存性に頭痛、浮腫、動悸の副作用があること、また、
便秘や歯肉肥大（特にニフェジピン）で見られることがあるので、
処方カスケード（※）に注意しましょう。アムロジピンを減量・中
止することを検討するほか、他剤への変更をしたり、浮腫に対して
はACE阻害薬・ARBとの併用で改善を認めます。ほか、高用量ス
タチンとカルシウム拮抗薬（特にジヒドロピリジン系）の併用でミ
オパチーのリスク上昇が報告されているのに注意しましょう。

　非ジヒドロピリジン系は心臓に対する陰性変力作用や陰性変時作
用があることから、β遮断薬との併用や駆出率（EF）の低下した
心不全（HFrEF）、SSS（洞不全症候群）、2度・3度房室ブロック
に対しての処方は注意しなければいけません。また、短時間作用の
ニフェジピンは急性心筋梗塞の直後に用いると死亡率の低下が報告
されています。

※処方カスケード：内服薬による有害な反応が新たな病状と誤認され、それに対する新
　たな処方が増えることでポリファーマシーの原因となること。

併用療法はどうやって行う？

　ここからは実践編です。本稿ではテーマを絞って「併用療法をどう行うか」について書いていきます。

　作用機序の異なる降圧薬の組み合わせは、一般的に血圧150/90mmHg を超える場合の初期治療として勧められます。「ACE阻害薬とカルシウム拮抗薬の併用」が「ACE阻害薬とサイアザイド利尿薬の併用」より効果が優れていることが幾つかのデータで示されています。なお、国内の配合剤では ACE阻害薬の代わりにARB が含まれています（前述の通り、予防効果は同等と考えられているため）。

　また「サイアザイド利尿薬とカルシウム拮抗薬の併用」も病態によっては選択肢になります。ACE阻害薬のエナラプリルと ARB のアジルサルタンの併用など、レニン・アンジオテンシン系阻害薬同士の組み合わせは、高カリウム血症、低血圧、急性腎障害（AKI）のリスクを高めることから勧められていません。

　併用療法は、単剤を最大用量まで増量した場合に比べて、副作用の増加が少ない上に、より良い降圧効果が期待されることが分かっています。まずは最大用量の4分の1から2分の1の量の組み合わせを用いるとよいでしょう。併用療法から降圧薬を開始しようと思った場合も、最初は単剤、そして1週間程度空けて2剤にするなど、段階的に内服薬を増やすようにする方がよいと筆者は考えます。これは、副作用が生じたときに原因薬をはっきりさせるためです。忍容性があることを確認したら、2剤目追加のタイミングで合剤に変更することでアドヒアランスの向上が期待できます。

処方の具体例(後発医薬品を中心に考える)

　以上の知識を踏まえて、具体的にどのように併用療法を行えばいいか、例を挙げます。先に述べたように、血圧が特に目標血圧より収縮期血圧20mmHg、拡張期血圧10mmHgより高値の場合、低用量の作用機序の異なる2種以上の降圧薬の組み合わせが副作用のリスクの低減、それによるアドヒアランスの向上、降圧効果の点で優れています。また、将来的に多くの高血圧患者が複数種の降圧薬の組み合わせ処方が必要となることからも、合剤への処方変更を見越した処方開始をするとよいと考えます。

　前述した4つの第一選択薬を組み合わせた合剤のうち、患者さんの負担も考えて、後発品(ミカトリオを除く)が存在するものを**表2**に示します。

単剤を増量するより
合剤を用いた併用療法を積極的に検討する

表2　後発品（ミカトリオを除く）が存在する配合剤とその成分

先発品名	後発品名	成分と含量		
		ARB	アムロジピン	ヒドロクロロチアシド
ザクラス配合錠 LD	ジルムロ配合錠 LD	アジルサルタン 20mg	2.5mg	
ザクラス配合錠 HD	ジルムロ配合錠 HD	アジルサルタン 20mg	5mg	
ミカムロ配合錠 AP	テラムロ配合錠 AP	テルミサルタン 40mg	2.5mg	
ミカムロ配合錠 BP	テラムロ配合錠 BP	テルミサルタン 80mg	5mg	
ミカトリオ配合錠	——	テルミサルタン 80mg	5mg	12.5mg
ミコンビ配合錠 AP	テルチア配合錠 AP	テルミサルタン 40mg		12.5mg
ミコンビ配合錠 BP	テルチア配合錠 BP	テルミサルタン 80mg		12.5mg
アイミクス配合錠 LD	イルアミクス配合錠 LD	イルベサルタン 100mg	5mg	
アイミクス配合錠 HD	イルアミクス配合錠 HD	イルベサルタン 100mg	10mg	
エカード配合錠 LD	カデチア配合錠 LD	カンデサルタン 4mg		6.25mg
エカード配合錠 HD	カデチア配合錠 HD	カンデサルタン 8mg		6.25mg
ユニシア配合錠 LD	カムシア配合錠 LD	カンデサルタン 8mg	2.5mg	
ユニシア配合錠 HD	カムシア配合錠 HD	カンデサルタン 8mg	5mg	
エックスフォージ配合錠	アムバロ配合錠	バルサルタン 80mg	5mg	
コディオ配合錠 MD	バルヒディオ配合錠 MD	バルサルタン 80mg		6.25mg
コディオ配合錠 EX	バルヒディオ配合錠 EX	バルサルタン 80mg		12.5mg
プレミネント配合錠 LD	ロサルヒド配合錠 LD	ロサルタン 50mg		12.5mg
プレミネント配合錠 HD	ロサルヒド配合錠 HD	ロサルタン 100mg		12.5mg

後発品が存在する合剤を見ていくと、現時点では「ARB ＋サイアザイド利尿薬またはカルシウム拮抗薬」の組み合わせしかなく、また、サイアザイド利尿薬が 1 種類しかないこと、最大用量が限られていること、さらに ACE 阻害薬が含まれていないことなどの限界があることが分かります。

　高血圧以外の適応で β 遮断薬が必要な場合は、合剤のみでの処方が不可能になります。そのため必ずしも合剤にこだわらずに処方する必要があります。

　ただ、あくまで高血圧のほかに併存疾患がない場合に後発品のある配合剤を考えるなら、ARB はアジルサルタン、イルベサルタン、カンデサルタン、テルミサルタン、バルサルタン、ロサルタンから選ぶことができます。これにカルシウム拮抗薬であるアムロジピン、サイアザイド利尿薬であるヒドロクロロチアジドを組み合わせることを念頭に置きつつ、まずは単剤で開始して効果、忍容性を確認、順次、合剤へ切り替えていくというのが一つの考え方です。

　後発品のある合剤にすることで患者の自己負担を抑え、アドヒアランスも保ちながら長期にわたって内服を続けてもらうための例としてお示ししました。

［参考文献］
1）日本高血圧学会「高血圧治療ガイドライン 2019」
2）Unger T, et al. J Hypertens. 2020;38:982-1004.
3）Whelton PK, et al. J Am Coll Cardiol. 2018;71:2275-9.

第4章
高血圧治療薬（応用編）

小鷹 悠二
おだかクリニック（宮城県多賀城市）

【登場する主な薬】

アムロジピン
ニフェジピン
ベニジピン
ジルチアゼム
アジルサルタン
オルメサルタン
バルサルタン
ロサルタン
エナラプリル
サクビトリルバルサルタン
トリクロルメチアジド
ヒドロクロロチアジド
インダパミド
スピロノラクトン
エプレレノン
エサキセレノン
フィネレノン
ビソプロロール
カルベジロール

高血圧は患者数が多いため、外来ではついつい漫然と Do 処方になってしまうかもしれません。ただ、海外でも日本でも「厳格な降圧管理」が求められるようになっている昨今、病態を考えながら処方選択ができることが望ましいでしょう。

第 3 章では高血圧診療の「基礎編」として、高血圧治療薬を使う以前の基本的な事柄と薬剤のクラスごとの大きな使い分けを解説しました。本章は「応用編」として、実際の医療現場で役に立つような同効薬（同じクラス内の高血圧治療薬）の使い分けについても解説します。明日からの外来で役立てていただければ幸いです。

主要な高血圧治療薬

日本高血圧学会「高血圧治療ガイドライン 2019」[1] で推奨されている主要降圧薬としては、カルシウム拮抗薬、アンジオテンシン II 受容体拮抗薬（ARB）/ アンジオテンシン変換酵素（ACE）阻害薬、サイアザイド利尿薬、β 遮断薬があります。最近では、ミネラルコルチコイド受容体拮抗薬（MRA）も病態によっては早い段階で処方されることがあります。

どの薬剤も脳・心血管疾患の抑制効果がある薬剤であり、積極的適応（**表 1**）や禁忌などの病態（50 ページ **表 2**）を考慮した上で選択されます。

筆者の主観も交えて、簡単に解説を加えます。基本的に、心不全や虚血性心疾患の病歴がある場合には、ARB/ACE 阻害薬が適しています。心疾患の予後改善効果が期待できるため、β 遮断薬、MRA も投与が可能であれば積極的に投与を検討します。頻脈や不整脈疾患がある場合（徐脈性疾患除く）は、β 遮断薬がよい適応となります。

48

プライマリ・ケア医のための
基本薬の**使い分け**

4

高血圧治療薬（応用編）

表1 各薬剤の積極的適応
（日本高血圧学会「高血圧治療ガイドライン 2019」を基に筆者作成、表2、図1も）

	Ca 拮抗薬	ARB/ACE 阻害薬	サイアザイド系利尿薬	β遮断薬	MRA
左室肥大	○	○			
LVEF の低下した心不全		○※1	○	○※1	○※1
頻脈	○ （非ジヒドロピリジン系）			○	
狭心症	○			○※2	
心筋梗塞後		○		○	○
蛋白尿／微量アルブミン尿を有するCKD		○			○

※1：少量から開始し、注意深く漸増する
※2：冠攣縮には注意

　腎障害、尿蛋白陽性であれば、ARB/ACE 阻害薬、MRA が適していますが、高カリウム血症や腎障害の悪化には注意が必要です。積極的適応がない場合には、カルシウム拮抗薬、ARB/ACE 阻害薬、サイアザイド系利尿薬の中から処方を選択します。

表2　各薬剤の禁忌・慎重投与となる主な病態

	禁　忌（原則禁止も含む）	慎重投与・注意
Ca 拮抗薬	徐脈（非ジヒドロピリジン系）	心不全
ARB	妊娠、腎動脈狭窄症、高カリウム血症	腎機能障害 肝障害
ACE 阻害薬	妊娠、血管神経性浮腫 特定の膜を用いるアフェレシス／血液透析 アリスキレン投与、ARNI 投与（36 時間空ける） 腎動脈狭窄症、高カリウム血症	腎機能障害 Cr ≧ 3mg/dL Ccr ≦ 30mL/min
サイアザイド系利尿薬	体液中のナトリウム、カリウムが明らかに減少している病態	痛風 妊娠 耐糖能異常
β遮断薬	喘息（αβ遮断薬の場合） 高度徐脈 未治療の褐色細胞腫	耐糖能異常 甲状腺中毒症 末梢循環障害
MRA	高カリウム血症（5mEq/L 以上） 重度CKD	中等度CKD

　現在の日本では、高血圧治療中の患者でも半数の患者がコントロール不良であるとされており、内服薬の用量調整や、必要な併用療法が十分できていないことが問題視されるようになっています。

　単剤で降圧目標が達成できればよいですが、高血圧患者のうち1剤でコントロールできる患者は約4割といわれており、多くの患者で併用療法が必要となります。

　では、どのように併用を進めていけばよいのでしょうか。高血圧治療ガイドラインで推奨している治療のステップアップの流れ（＋筆者の考え）を、**図1**に示します。まずは、カルシウム拮抗薬（図中では CCB と表記）、ARB/ACE 阻害薬、サイアザイド系利尿薬のどれか1つから始めます。後述するように、ARB と ACE 阻害薬では ARB の使用が圧倒的に多いので、図では ARB のみを表記しています。

図1 降圧療法の進め方

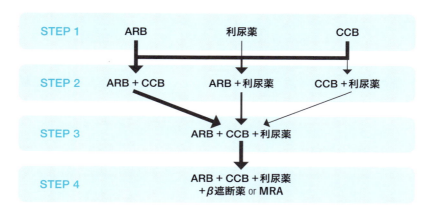

STEP1で治療効果が不十分な場合、STEP2ではその中の2剤、STEP3は3剤併用が推奨されています。

ただ、実臨床で処方選択する際には、STEP1で利尿薬単独の治療を試みることはほとんどありません。降圧効果が強いカルシウム拮抗薬、ARB/ACE阻害薬のどちらかで治療を開始することが一般的です。STEP2も血圧が高値であれば、この2剤の併用が最も降圧効果が高いです。

利尿薬は後述するように塩分摂取が明らかに多い場合などに、STEP2 or 3で処方することもありますが、純粋な降圧効果の優先順位としては他2剤よりもやや下がります。

図ではSTEP4にβ遮断薬、MRAを記載していますが、適する病態があればより早期に使用します。頻脈や心不全、狭心症（冠攣縮ではなく器質性狭心症）などがある場合にはβ遮断薬、心不全や陳旧性心筋梗塞、慢性腎障害などがある場合にはMRAの優先度を上げて投与することもあります。

○各薬剤の特徴

ここからは各薬剤の特徴、同効薬の使い分けについて解説します。詳細な薬理作用などの記載は本稿では割愛していること、代表的な一部の薬剤のみの解説が中心であること、筆者の主観も入った記載であることをご了承ください。

● カルシウム拮抗薬

細胞膜上の Ca チャネルに結合して、平滑筋細胞内への Ca イオン流入を阻害することで血管収縮を抑制し、血管を拡張させることで降圧効果を発揮する薬剤です。

降圧効果も強く、大きな副作用もない薬剤であるため、非常に使い勝手が良く、「取りあえず使ってみる」高血圧治療薬として、最も多く処方されている薬剤です。ただ、下肢や歯茎の浮腫、血管拡張作用に伴う頭痛やほてりなどの副作用には注意が必要です。添付文書では 0.1 〜 1 ％と低い頻度の記載ですが、外来で身体所見や自覚症状などを注意して確認すると、意外に遭遇しやすい印象があります。

効果が用量依存性ですが、副作用も用量依存性であるため、高用量を投与するときには注意が必要です。以下、代表的な薬剤についても簡単に解説します。

・アムロジピン（商品名アムロジン、ノルバスク他）

最も多く処方されているカルシウム拮抗薬です。作用時間が長く、投与は 1 日 1 回の薬剤です。降圧効果も強く、含量も 2.5mg、5mg、10mg の製剤がそれぞれあり調整がしやすいという利点もあります。配合剤としても種類が多いため、他の作用機序の薬剤との併用がしやすい、コンプライアンスも考慮した処方が可能です。

・ニフェジピン（アダラート他）

徐放剤で使用されることが一般的であるため、作用時間が長く、投与は1日1回です。含量が10mg、20mg、40mgの製剤がありますが、最大投与量として1回40mg、1日2回まで投与することができ、最大投与量での降圧効果はカルシウム拮抗薬の中で最も高い薬剤です。

・ベニジピン（コニール他）

冠攣縮性狭心症でのエビデンスが豊富なカルシウム拮抗薬です。2mg、4mg、8mgの製剤があり、高血圧治療では2～4mgを1日1回で使用します。狭心症では1回4mgを1日2回使用する用法が推奨されています。

・ジルチアゼム（ヘルベッサー、ヘルベッサーR他）

非ジヒドロピリジン系の薬剤であり、ジヒドロピリジン系の他のカルシウム拮抗薬と比べると降圧効果は低いですが、徐拍化作用があるため、頻脈の場合には良い適応があります。

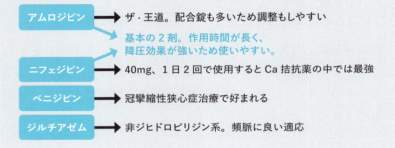

● ARB/ACE 阻害薬

　ACE 阻害薬はアンジオテンシン I から II への変換を阻害することで血圧上昇を抑制します。ARB はアンジオテンシン II の受容体（特に AT1 受容体）への結合を直接的に阻害して血管を拡張させることで、血圧上昇を抑制します。心保護、腎保護、尿蛋白減少効果などが確立している薬剤で、心血管疾患や慢性腎障害、糖尿病などに対して良い適応があります。

　心不全治療の中心薬剤の一つでもあり、心不全患者に対しては積極的に使用を検討すべき薬剤です。エビデンスがしっかりあるのは ACE 阻害薬のみですが、臨床現場では ARB もそれに準ずるものと考えて使用されます[3]。

　降圧効果は ARB の方が明らかに高く、ACE 阻害薬による副作用である空咳もなく、配合剤の使用も可能であり、そして最近では降

圧効果が非常に高いサクビトリルバルサルタン（エンレスト、後述）への切り替えがしやすいため、高血圧治療では ARB が使用されることが圧倒的に多くなってきています。ACE 阻害薬が 10 種類、ARB が 7 種類ありますが、すべて使用できる必要はなく、ご自身で 2 ～ 3 種類使い分けられる薬剤を持っていれば十分です。

・アジルサルタン（アジルバ他）

7 番目（最後）に発売された ARB。降圧効果が最も高い ARB であり、含量は 10mg、20mg、40mg とあるため調整がしやすく、アムロジピンとの合剤（ザクラス他）もあるためコンプライアンスも保ちやすいです。単剤も合剤も後発医薬品が登場し、より使用しやすくなりました。

・オルメサルタン（オルメテック他）

ARB の強さとしては No.2 の薬剤です。含量が 5mg、10mg、20mg、40mg と豊富であり、細かい調整も行うことができます。

・バルサルタン（ディオバン他）

ロサルタン（ニューロタン他）とともに 2014 年に発売された初期の ARB。臨床試験データの捏造などで一時話題になった薬剤ですが、マイルドな効果ゆえに高齢者や、血圧が若干高めの心血管・腎疾患持ちの高血圧に対しては、過降圧の懸念が少ないため使用しやすいこともあります。他の機序の降圧薬との合剤もあります。最近は ARNI（サクビトリルバルサルタン）への切り替えのため、橋渡し的に使われるケースもあります（理由は ARNI の項で）。

・ロサルタン（ニューロタン他）

降圧効果が一番弱い印象です。本剤とイルベサルタン（アバプロ、

イルベタン他）は尿酸トランスポーターである URAT1 を阻害し、腎からの尿酸排泄を促進する作用も有しているため、尿酸値が高めの場合、利尿剤を併用している場合などには使いやすいです。ただ、実際に目に見えて効果を実感するほどではないため、尿酸が高いなら尿酸降下薬を使用してしまう方が確実なのですが……。

　以上が ARB です。ACE 阻害薬は 1 つだけ紹介します。

・エナラプリル（レニベース他）

　心不全に対するエビデンスは一番豊富で、エビデンス重視のベテラン循環器科医好みの薬剤です。ただ、効果として ACE 阻害薬は総じて ARB よりも降圧効果が弱いです。また、一般的には心疾患においては ACE 阻害薬の効果はクラスエフェクトであるとされているため、どの薬剤を選択しても問題はありません。空咳の副作用が少なくないため、使用する際には咳が出ていないかを注意して確認する必要があります。

　あえて選択する場面は限られ、高齢者などで心疾患治療などの予後改善効果をメインで期待して、降圧効果は弱くてよいケースなどでは、適応になるかもしれません。

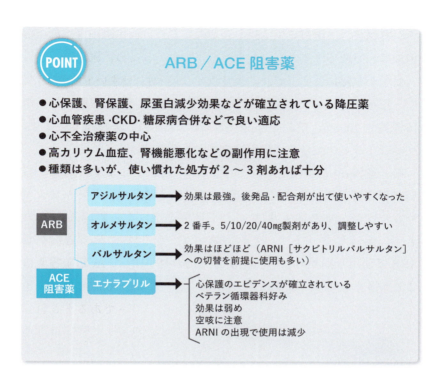

● ARNI

・サクビトリルバルサルタン（エンレスト）

　ARNI は、日本では 2020 年に心不全の適応で販売が開始された、新しい薬剤です。ARB であるバルサルタンと、ネプリライシン阻害薬のサクビトリルの合剤で、サクビトリルバルサルタンのみが同クラスの薬剤としては使用可能です。心不全治療効果だけでなく、降圧効果が非常に強いことから、2021 年 9 月に「高血圧症」の適応が追加されました。

　左室駆出率（LVEF）が低下した心不全（HFrEF）の治療における強い予後改善効果のエビデンスを有し[4]、「Fantastic Four」と呼ばれる、治療の中心薬の一つです。心不全予後改善効果、心血管保

護、腎保護、尿蛋白減少効果などがあるため、心疾患や腎疾患合併例では良い適応です。

　血圧が非常によく下がり、現時点では最も強い降圧効果があります。錠剤は 50mg、100mg、200mg とありますが、高血圧での使用は標準で 200mg、最高 400mg（ともに 1 日 1 回）となっています。高齢者などでは減量して使用することもあります。

　第一選択としての使用はできず、基本は ARB or ACE 阻害薬から切り替えて使用します。その際に、ARB は翌日から即切り替えが可能ですが、ACE 阻害薬は 36 時間間隔を空ける必要があるため、若干、煩雑になります。それもあって、最近では第一選択から ARB で使用を開始し、降圧不十分であれば ARNI へと切り替えることが多くなっています。

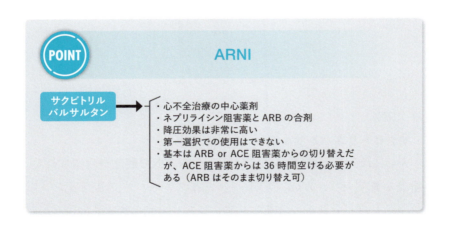

POINT　ARNI

サクビトリル
バルサルタン
・心不全治療の中心薬剤
・ネプリライシン阻害薬と ARB の合剤
・降圧効果は非常に高い
・第一選択での使用はできない
・基本は ARB or ACE 阻害薬からの切り替えだが、ACE 阻害薬からは 36 時間空ける必要がある（ARB はそのまま切り替え可）

●サイアザイド系利尿薬

過剰な塩分を取り除くことで降圧作用を示すため、塩分摂取が多い症例で効果が出やすいとされています。ガイドラインではARB/ACE阻害薬、カルシウム拮抗薬と並んで、第一選択として使用する薬剤の一つとして位置付けられています。

しかし、降圧効果が低く、脱水や頻尿、腎障害リスク、低カリウム・ナトリウムなどの電解質異常、尿酸値の上昇などの副作用もあることから、第一選択での使用は非常に限定的です。通常は他剤と併用して使用する、第二、第三選択での出番が多いです（主役にはなれない、名脇役的な感じです）。

・トリクロルメチアジド（フルイトラン他）

国内での使用頻度が最も高い薬剤です。

・ヒドロクロロチアジド（ヒドロクロロチアジド）

合剤に含まれることが多い成分です。トリクロルメチアジドと効果の差はあまりありません。

・インダパミド（テナキシル、ナトリックス）

サイアザイド類似薬（非サイアザイド利尿薬）です。尿中のK排泄が若干少ないのが特徴です。効果は上2剤と同程度です。

サイアザイド系利尿薬

- 過剰な塩分と水分を取り除いて降圧作用を示す
- 単剤での使用はあまりしない。脇役として使用されることが多い
- 塩分過剰摂取のある場合、効果が出やすい
- 低 Na や腎障害の悪化、尿酸値の上昇などの副作用には注意が必要

トリクロルメチアジド	→ 使用されることが多い
ヒドロクロロチアジド	→ 合剤に含まれることが多い成分
インダパミド	→ サイアザイド類似薬。尿中の K 排泄が若干少ない

● ミネラルコルチコイド受容体拮抗薬（MRA）

　尿細管などにおけるアルドステロンの働きを阻害し、カリウムの喪失をせずにナトリウム排出を促進することで降圧作用を示します。また、心臓の肥大などに関わるアルドステロンの働きを抑えるため、高血圧症以外にも、慢性心不全の治療や、原発性アルドステロン症、アルドステロン非依存 MR 活性化（糖尿病、慢性腎障害、肥満で多い）、塩分過剰摂取例などで有用とされています。高カリウムや腎障害の増悪などには注意が必要です。

・スピロノラクトン（アルダクトン他）

　第一世代のステロイド骨格の MRA。適応は高血圧症、うっ血性心不全、原発性アルドステロン症などがあります。MR 選択性が低く、用量依存性に女性化乳房などの副作用リスクがあり、男性での使用には特に注意が必要です。

・エプレレノン（セララ他）

第二世代のステロイド骨格の MRA。適応は高血圧症、慢性心不全の 2 疾患ですが、MR 選択性が高く、内分泌系副作用が少ないためスピロノラクトンよりも使用しやすいです。高血圧に加えて中等度の慢性腎臓病（CKD）や蛋白・アルブミン尿を伴う糖尿病がある患者への投与は禁忌とされています。後発品の使用もできます。

・エサキセレノン（ミネブロ）

非ステロイド骨格の第三世代 MRA。適応病名は高血圧症のみであり、MR 選択性が高く、内分泌系副作用はより少なくなっています。重度 CKD での使用は禁忌ですが、エプレレノンで禁忌であった中等度や蛋白・アルブミン尿症例では慎重投与で可となっています。

・フィネレノン（ケレンディア）

非ステロイド骨格の第三世代 MRA。適応は「2 型糖尿病を合併する慢性腎臓病」であり、高血圧病名での適応はありません。ただ重度腎障害でも使用が可能であり、心腎保護作用のエビデンスも有しています。

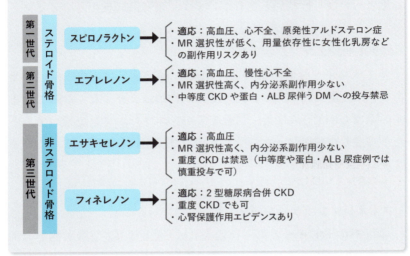

● β遮断薬

交感神経のβ受容体への遮断作用によって降圧効果を示す薬剤。心不全や頻脈性不整脈、虚血性心疾患など、心疾患合併例で良い適応です。

・ビソプロロール（メインテート他）

β受容体のみを遮断する作用があり、その遮断効力比は $\beta_1 : \beta_2 = 75 : 1$ と最も β_1 選択性が高い薬剤です。徐拍化作用が強く、頻脈傾向の場合には使いやすいです。β_1 選択性が高いため、気管支喘息症例でも使用しやすいのがメリットです（慎重な病状の評価が

必要ではありますが）。用量は高血圧では 2.5mg、5mg の適応があり、心不全では 0.625mg の低用量も使用可能です。

・カルベジロール（アーチスト他）

　αβ受容体遮断薬であり、遮断効力比は $α：β = 1：8$、$β_1：β_2 = 7：1$ となります。用量は 1.25mg、2.5mg、10mg、20mg とありますが、高血圧の適応は 10mg と 20mg です。主に胆汁排泄なので、腎機能が低下している場合には使用しやすい薬剤です。

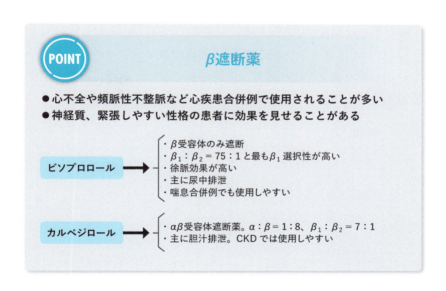

まとめ

　高血圧治療薬は種類が多いですが、それぞれの種類の薬剤の特徴・良い適応などを踏まえた処方をする必要があります。

　心血管疾患、腎障害などの合併例では ARB/ACE 阻害薬 /ARNI を優先して使用するのがよいでしょう。高度の高血圧では、ARNI をうまく使用することでコントロールが付きやすくなることも多いです。一方、心不全、不整脈などの心疾患では β 遮断薬も良い適応になります。塩分摂取過多では利尿薬、塩分摂取過多と腎障害合併例などでは、MRA の出番も増えてきます。

　「取りあえずカルシウム拮抗薬」「血圧のコントロールができていないのに取りあえず Do 処方」で終わらせない、病態に応じた降圧治療を行えるようにしていきましょう。

［参考文献］

1）日本高血圧学会「高血圧治療ガイドライン 2019」
2）A Fujiyoshi, et al. Hypertens Res. 2012.35:947-53.
3）PA Heidenreich, et al. J Am Coll Cardiol.2022;79:e263-e421.
4）JJV McMurray, et al. N Engl J Med. 2014;371:993-1004.

第5章

抗不整脈薬

栗本 真吾

徳島赤十字病院（徳島県小松島市）循環器内科

【登場する主な薬】

アトロピン
イソプレテレノール
シロスタゾール
テオフィリン
ランジオロール
ジゴキシン
ビソプロロール
カルベジロール
ベラパミル
ジルチアゼム

不整脈の治療には、多様な薬剤が使用され、それぞれの薬剤には独自の特徴と適応が存在します。本章では、除脈および頻脈に使用される代表的な薬剤の使い分けに焦点を当て、それぞれの薬剤の特徴、適応、効果、副作用などについて詳しく解説します。しかし、不整脈を治療する際は、単に脈拍の速さや遅さに基づく薬剤選択だけでは不十分です。患者個々の原因や状態を理解し、適切な診断と治療を行うことが重要です。

臨床現場の対応における重要な考え方、そして適切な薬剤選択と使用方法を学び、正確に薬を使い分けるスキルを身に付けるためのガイドとなることを目指します。実臨床における感覚も記載しますので、ぜひ参考にしてください。

除脈の治療薬

除脈に対する治療に使用される薬剤は、アトロピン、イソプレテレノール、シロスタゾール、テオフィリンです。以下にそれぞれの薬剤の使い方と効果について詳述します。

・アトロピン

アトロピンは、副交感神経を遮断し、心拍数を上昇させる抗コリン作用を持つ薬剤です。効果発現は迅速で、静注の場合、約1分後に始まり、約2分後にピークに達します。標準的な投与量は0.5mgで、最大投与量は3mgです。緑内障や前立腺肥大症の患者には慎重な使用が求められますが、緊急時には迅速な判断が必要です。アトロピンは除脈治療における第一選択薬であり、その即効性から救急現場や急性期治療において不可欠な役割を果たします。ただし、臨床現場において高度な徐脈で投与する場合には、1分すら長く感じることが多くあります。

・イソプレテレノール

　イソプレテレノール（l-イソプレナリン塩酸塩）は交感神経の β 受容体を刺激するカテコラミンで、心拍数を上げる効果があります。持続投与が必要で、一般的には 0.01 ～ 0.03γ（μg/kg/ 分）の範囲で投与されます。基本的には、ペースメーカー植え込みまでのつなぎや、高カリウム血症や薬剤性などによる徐脈に対して原因除去まで待機するケースのように、一時的な治療として使用されます。薬剤投与自体が根本解決にならないことが重要です。過度の心拍数増加や不整脈の誘発を避けるため、使用には慎重なモニタリングが求められます。臨床現場で使用する場合は、取りあえずプロタノール 1A（0.2mg）＋生食 100mL で 10mL/ 時（0.01γ弱）で投与し、原因の解除や一時ペーシング植え込みを急ぐことが多いです。

・シロスタゾール、テオフィリン

　シロスタゾールとテオフィリンは内服薬として使用されます。主にシロスタゾールは抗血小板薬、テオフィリンは喘息治療薬として使われますが、副次的な作用として脈拍数を上げるため使用することがあります。投与量はシロスタゾール 200mg/ 日、テオフィリン 200 ～ 400mg/ 日です。しかし、徐脈に対してはともに適応外となります。主に洞不全症候群の患者で、ペースメーカー植え込みを避けたい場合に使用されます。

除脈の診療において重要なこと（薬剤以外）

　ここまで徐脈に使用する薬剤に関して解説してきましたが、徐脈診療において重要なことは、まず二次性除脈を除外する、次いでペースメーカー植え込みが必要かどうかを判断することになります。二次性徐脈には急性下壁心筋梗塞、高カリウム血症、薬剤性徐脈があ

り、心電図や血液検査、内服歴の確認が必須です。それが除外できた上で、ペースメーカー植え込みが必要な致死的な徐脈である房室ブロック（モービッツⅡ型房室ブロックや完全房室ブロック）か、また失神や易疲労感といった徐脈による症状を伴っているかどうかを確認します。この判断ができることが大前提であり、ここまで説明した薬剤は一時的に徐脈を改善する目的や、ペースメーカーまでのつなぎの役割として用います。

頻脈の治療薬

不整脈の治療を聞くと、「怖い！」「苦手！」という声をよく耳にします。ただ、日常臨床に従事する非専門医の先生方は、難しい抗不整脈薬までわざわざ覚える必要はありません。β遮断薬、カルシウム拮抗薬だけ集中してマスターしましょう。以降は血行動態が安定している頻脈で、多くの医師が接する機会がある、心房細動（AF）、発作性上室性頻拍（PSVT）に関する薬剤を解説します。

心房細動の治療薬

初めに心房細動に関して解説していきます。心房細動の害は大きく、（1）頻脈発作、（2）血栓形成——に分けられます。（1）では動悸症状によって日常生活に支障を来すことや、心負荷により心不全の原因になることがあります。（2）は脳梗塞などのリスクとなります。（1）の薬剤としては心拍数コントロールを行う目的で主にβ遮断薬、カルシウム拮抗薬が使用されます。（2）には抗凝固薬が使用されますが、この説明は第6章に譲ります。

心房細動の対応において重要な心拍数調節療法の方針を、日本循環器学会などによるガイドラインを基に作成しました（**図1**）。

図1 心拍数コントロールを行う場合の治療方針
（日本循環器学会 / 日本不整脈心電学会「2020 年度改訂版 不整脈薬物治療ガイドライン」を基に筆者作成）

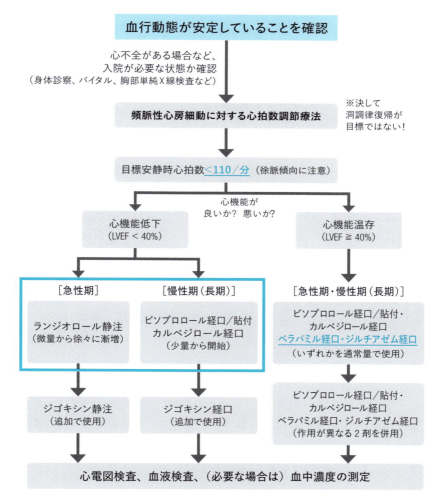

ポイントは、最初に「血行動態が安定しており、心不全の状態でないかどうか」の判断を行うことです。身体診察・バイタルや胸部単純X線写真から心不全の状態かどうかを判断します。心不全を併発している場合は、入院加療が必須となり、基本的にはランジオロールでの持続静注でのコントロールとなります。

　次に、決して洞調律復帰が目標ではない！ということが重要で、安静時心拍数が110回/分未満を目標とします。そして薬剤の選択に関して、心機能が良いか、悪いかが重要となります。β遮断薬、カルシウム拮抗薬をメインに使用できることが重要で、認識としては心機能低下（LVEF＜40％）にはβ遮断薬が第一選択となり、ジゴキシンが第二選択となります。心機能温存（LVEF≧40％）の状態にはカルシウム拮抗薬の使用も「考慮できる」という感覚でいいと思います。

**心機能低下にはβ遮断薬が第一選択、
心機能温存ならカルシウム拮抗薬も考慮できる**

・ランジオロール
　ランジオロールは短時間作用型のβ遮断薬で静注製剤です。$β_1$受容体選択性も高く、使用しやすい薬剤です。「超短時間＝安全性が高い」のがポイントで、心拍数を迅速に低下させ、効果の持続時間が短いため、頻繁な調整が可能です。心拍数の有意な減少効果は投与後2〜3分の早期から発現します。またランジオロールの半減期は約4分で、投与中止後20〜30分後には効果が消失します。なお、参考までにジルチアゼムの半減期は約1.9時間と長いです。

　主な副作用としては他の心拍数コントロール薬と同じく、血圧低下がありますが、ランジオロールを中止すれば速やかに効果も消失

するため、安全性が高いといえます。

　静脈内持続投与を行う際はまず 1γ で開始します。心拍数、血圧を測定し $1 \sim 10\gamma$ の用量で適宜調節します。1バイアル＝50mgの製剤で、お勧めは3バイアルを生食50mLに溶かし、3mg/mLの溶液を作成しておくことです。この組成の溶液であれば、（体重50kgとすれば）X mL/ 時で投与すると $X\gamma$ 投与したことになるので、投与量が把握しやすくなります。

・ビソプロロールとカルベジロール

　次に内服の β 遮断薬に関して解説します。使用する薬剤としてビソプロロールとカルベジロールの2剤を覚えましょう（**図2**）。頻脈性心房細動に対しては、どちらも1日1回投与の薬剤です（ちなみにカルベジロールは心不全に対しては1日2回投与）。

図2　β遮断薬の使い分け

● **ビソプロロール（メインテート、ビソノテープ他）**
　β_1 選択的 ➡ 心拍数を下げやすい

● **カルベジロール（アーチスト他）**
　α 作用も有り ➡ 血圧を下げやすい

覚え方　「メイン」テート：β_1 メインで遮断
　　　　　「ア」ーチスト：α（ア）も β も遮断

　ビソプロロールの遮断効力比は $\beta_1 : \beta_2 = 75 : 1$ で、β_1 選択性が高いという特徴があります。一方、カルベジロールは $\alpha\beta$ 受容体遮断薬で、遮断効力比は $\alpha : \beta = 1 : 8$、$\beta_1 : \beta_2 = 7 : 1$ となっています。商品名の「メイン」テートで「β_1 メイン」、「ア」ーチス

トで「αもある」と覚えるとよいでしょう。

ビソプロロールはβ_1選択性が高く、心拍数低下に関しては有利なことが多いのが特徴です（逆に徐脈のときには使えない）。一方、カルベジロールはα遮断作用も有するため、血圧低下に関しては有利になります。気管支喘息、慢性閉塞性肺疾患（COPD）などの呼吸器疾患、下肢閉塞性動脈硬化症（LEAD）、冠攣縮性狭心症といった病態がある場合は、β_2受容体の拮抗が状態悪化を招く可能性があるため、ビソプロロールが推奨されます。

非ジヒドロピリジン系カルシウム拮抗薬：ベラパミル、ジルチアゼム

非ジヒドロピリジン系カルシウム拮抗薬のベラパミルとジルチアゼムは、陰性変力作用を併せ持つため、心機能低下例では、血圧低下や心不全増悪を来す可能性が高く、禁忌とされています。そのため心機能が温存されている患者（LVEF $\geqq$ 40％）に対してのみ使用が推奨されます。

ジルチアゼム、ベラパミルともに静注薬、内服薬があります。内服に関しては、心機能温存例でβ遮断薬投与でも頻脈コントロールがつかないときに追加投与を考慮します。

静注薬に関しては、ジルチアゼム静注の持続投与は、ランジオロール発売以前は最も使用されていましたが、現在は安全性からもランジオロールが優先的に使用されます。現状、薬価が安いことという理由を除いてはジルチアゼムが選ばれるケースは少ないです。

・ベラパミル静注

ガイドライン上、明確に記載はありませんが、実臨床においては現在も使用されています。これ以外の薬剤で、単回投与で使用でき

る静注薬が少ないため、特に救急外来での頻脈性不整脈対応では重宝されます。

ベラパミル1A＋生食20mLで溶解し、5mLずつゆっくり投与していきます。しかし、前述した通り、心機能低下症例には非常に注意が必要です。使用前にはエコーで心機能の評価を行いましょう。心機能が悪ければ血圧が下がる可能性が高く、その場合には、通常より少量から緩徐に投与し、頻回なモニタリングを行います。ただし、頻脈の影響でエコー上、心機能が悪く見え、正確な評価ができない場合も多くあります。その際にはカルテ内に過去の心機能の記録や、エコーレポートがあれば参考にしましょう。

このように起こり得る副作用を知り、慎重に投与できるようになると、自信を持って診療にあたれると思います。

頻脈の診療において重要なこと（薬剤以外）

頻脈の治療を行う上で忘れてはいけないポイントがあります。それは、「心房細動の頻脈は全て治療しないといけないのか？」という疑問を常に持つことです。

皆さんは、洞性頻脈という病態で何を考えますか。おそらく脱水、貧血、疼痛、発熱などが頭によぎるかと思います。では、洞性頻脈に対して、心拍数を低下させる治療を行いますか？　苦しくて代償するために脈が早くなっているのを徐拍化することは、むしろ悪化を招いてしまいます。

では元々、心房細動を持っている人が洞性頻脈を引き起こしていたらどうでしょうか。頻脈性心房細動のように見えませんか。実臨床において、心房細動の頻脈を診たら、すぐに薬を使用する医師が多いのですが、これは大きな間違いです。「頻脈になる原因がないか」を考えることが最優先で、その上で必要であれば心拍数コントロー

ルをするという原則を忘れないようにしましょう。

発作性上室頻拍の治療

　次に発作性上室頻拍（PSVT）の治療に関して解説していきます。日本循環器学会／日本不整脈心電学会の「不整脈薬物治療ガイドライン」によれば、血行動態が不安定であれば電気的除細動（カルディオバージョン）が選択されます。一方、安定している場合は、（1）迷走神経刺激法、（2）ATP急速静注、（3）カルシウム拮抗薬静注（ベラパミルもしくはジルチアゼム）——の順に実施していきます。実臨床においては、この順序が正しく理解されていないケースが散見されるので、再確認してください。

（1）迷走神経刺激法：Valsalva手技

　静脈還流を減らしたところから解放し、静脈還流を一気に増やすことで迷走神経を刺激する方法です。一般的なValsalva法（修正Valsalva法）としては、

　・息こらえを10〜30秒間行う
　・息こらえ解放後に、同時に下肢挙上を行う

があり、効果が高く、簡易にできるため推奨されます。Valsalva法で20％程度、修正Valsalva法で40％程度の洞調律復帰が見込めると報告されています。ただし、大動脈弁狭窄症や低心機能の患者は血圧が下がる可能性があり、注意が必要です。

（2）ATP急速静注

　アデノシン受容体を介して房室結節の伝導を一時的にブロックす

る作用があります。これにより、PSVT の停止が期待できます。超短時間の作用で、副作用が少なく、迷走神経刺激法の次に使用されています。

　半減期 10 秒以下と短時間の作用ですが、一過性に心停止させる薬剤となります。投与量は ATP 5 〜 10mg から始め、停止しなければ 20mg と増量し投与します。注意点としては急速静注でないと効かないということです。そのため、ATP 投与後、生食ですぐに後押しできるように投与前に準備する必要があります。また気管支喘息の患者には禁忌なため、投与前には確認が必須です。

　このほか、顔面潮紅や胸内苦悶、頭痛などが一過性に起きるので説明しておく必要があります。また投与時には必ずバッグバルブマスクや除細動器を用意しておきます。10 秒以上波形が戻らない場合は、まず咳を促し、それでも心停止が持続する場合は CPR を考慮となっていますが、経験上ここまで必要になったことはありません。心停止を引き起こすと聞くと、怖く感じるかもしれませんが、適切に使えば非常に効果の高い薬剤です。

(3) カルシウム拮抗薬静注

　心房細動の際の使用法と同じですが、心機能が低下している患者や重篤な心不全を有する患者には慎重な投与が必要です。

　これらの手法を行っても無効、もしくは薬剤が使用できない場合は、ジソピラミドなどの Na チャネル遮断薬（I 群抗不整脈薬）やアミオダロンなどの使用を検討します。

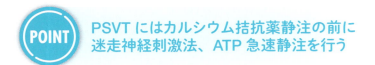

POINT　PSVT にはカルシウム拮抗薬静注の前に迷走神経刺激法、ATP 急速静注を行う

補足

　規則的な QRS 幅の狭い頻脈では、PSVT 以外に心房粗動（AFL）や心房頻拍（AT）という病態が存在します。これらの不整脈に薬剤を使用すると、伝導比を低下させ、頻脈を改善させることはありますが、根本的な解決にならないことが多いです。完全に停止させるためには電気的除細動が必要となることも多く、循環器内科の専門医療機関への紹介を考慮するのが望ましい病態であるということを念頭に入れておいてください。

終わりに

　本章で紹介した薬はあくまで基本的なものばかりですが、不整脈を専門とする医師でない限り、これらの使い方を理解し、適切な対応ができるようになっていただければ問題ないと思います。また、今回紹介している薬剤は基本的に安全に使用できる薬剤です。不整脈の治療を難しく捉えすぎず、自分のできる範囲にある選択肢を徐々に増やしていただければと思います。

　また今回は徐脈・頻脈に対する薬剤の解説をしましたが、不整脈対応に必須な電気的除細動の適応や手技、ペースメーカー適応患者の正確な判断などは、私自身の YouTube チャンネル（**図3**）でも解説していますので、一度気になる部分はぜひチェックしていただければと思います。

図3　筆者の YouTube チャンネル
　　　（ドクターくりつべの実臨床深掘り【救急・集中治療・循環器】）

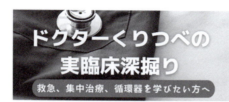

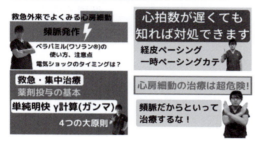

第6章
抗凝固薬

中田 円仁
浦添総合病院（沖縄県浦添市）循環器内科

【登場する主な薬】

ワルファリン
ダビガトラン
リバーロキサバン
アピキサバン
エドキサバン

抗凝固薬（主に直接経口抗凝固薬［DOAC］）の基本的な使い分けについて解説します。まずは本章における Mission を 2 つ示したいと思います。

Mission

◆ 抗凝固療法が必要かどうかを判断する
◆ （必要な場合）適切な抗凝固薬を選ぶ

この Mission を遂行するためには、どういう風に考えればよいでしょうか。

症　例

67歳男性、身長165cm、体重78kg

高血圧と糖尿病を有し内服加療中だが、最近になり動悸を自覚するようになったため、かかりつけ医を受診したところ、初めて心房細動を指摘された。

　始めに、心房細動の患者に出会ったときの考え方をご紹介します。2024 年にアップデートされた欧州心臓病学会（ESC）のガイドライン[1] では、「AF-CARE」を意識するように記載されています。「C・A・R・E」は以下に示す内容それぞれの頭文字になっています（**図1**）。

図1　AF-CARE について（出典：「ESC 心房細動ガイドライン 2024」[1]）

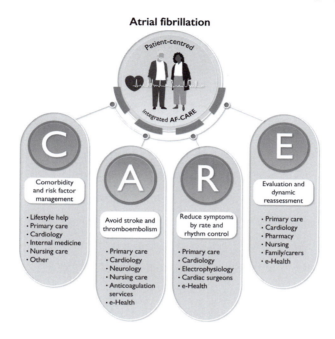

C: Comorbidity and risk factor management
　（併存疾患とリスクファクターへの対応）
A: Avoid stroke and thromboembolism（脳卒中と塞栓症を予防する）
R: Reduce symptoms by rate and rhythm control
　（脈拍とリズムのコントロールにより自覚症状を改善する）
E: Evaluation and dynamic reassessment（再評価を行う）

　一つずつ詳しく見ていきましょう。なお、ESC ガイドラインでは推奨を「クラス1：行うことが推奨される」「クラス 2a：行うことを考慮すべき」「クラス 2b：行うことが考慮されてもよい」「クラス3：行うことは推奨されない」のようにクラス分けしています。

C：併存疾患とリスクファクターへの対応

【項目】

・高血圧：降圧治療（クラス1）

・糖尿病：血糖コントロール（クラス1）

・心不全：うっ血症状への利尿薬（クラス1）、HFrEFへの適切な薬物療法（クラス1）、SGLT2阻害薬（クラス1）

・太りすぎまたは肥満：体重減少（目標10%、クラス1）、リズムコントロールを目標とする場合の肥満外科手術（クラス2b）

・閉塞性睡眠時無呼吸症候群（OSA）：OSAの管理（クラス2b）

・運動能力：適切に個別化された運動プログラム（クラス1）

・飲酒：週3回以下に減らす（クラス1）

・その他のリスク要因／合併症：積極的に特定し管理（クラス1）

　心房細動の有病率は年齢が進むにつれ上昇しますが、年齢だけでなく高血圧、糖尿病、心不全、肥満、睡眠呼吸障害、アルコール消費なども関連するため、その評価と治療が必要です。医療従事者が患者に対して心房細動に関する教育を行い、shared decision makingにより治療法を決定し、併存疾患に対する治療目標を設定し、患者に行動変容を促し、併存疾患の治療を行うことが推奨されています。

A: 脳卒中と塞栓症を予防する

【項目】

（1）血栓塞栓症のリスク

・経口抗凝固薬を開始する（クラス1）

・発症パターンは関係ない（クラス3）

・抗血小板療法は代替療法ではない（クラス3）

6 抗凝固薬

（2）**国内で用いられているリスクスコアまたは CHA_2DS_2-VA スコアを使用する**

- CHA_2DS_2-VA スコアが 2 以上の場合、経口抗凝固療法を行う（クラス 1）
- CHA_2DS_2-VA スコアが 1 の場合、経口抗凝固療法を行う（クラス 2a）

（3）**抗凝固薬の選択**

- 心臓弁膜症に対する機械弁の植え込みまたは僧帽弁狭窄がなければ、DOAC を使用する（クラス 1）
- ワルファリンを使用している場合
  - → 目標 INR 2.0 〜 3.0（クラス 1）
  - → > 70% INR 至適範囲内時間（TTR）（クラス 2a）
  - → DOAC に切り替える（クラス 1）

（4）**出血リスクを評価**

- 出血の修正可能なすべての危険因子を評価し、管理する（クラス 1）
- 出血リスクスコアを抗凝固療法の中止判断に使用しない（クラス 3）

（5）**出血を防ぐ**

- 脳卒中予防のために抗血小板薬と経口抗凝固薬を併用しない（クラス 3）
- 経口抗凝固療法を行う安定冠動脈疾患／末梢動脈疾患を合併した患者への 1 年を超えた抗血小板薬の投与はしない（クラス 3）

　脳梗塞発症のリスク評価として、ESC のガイドラインでは CHA_2DS_2-VASc スコア（年齢［≧ 75 歳］、脳卒中などの既往各 2 点、心不全、高血圧、糖尿病、動脈疾患［心筋梗塞の既往、末梢動脈疾

患、大動脈プラーク]、年齢［65 ～ 74 歳］、性別［女性］各 1 点
で最大 9 点］に代わり、性別（Sc）を削除した CHA_2DS_2-VA スコ
ア（**表 1**）が推奨されるようになりました。

　ただし日本循環器学会ガイドライン[2]では現状、$CHADS_2$ スコ
アの使用が推奨クラス 1 とされています。2024 年日本循環器学会
ガイドラインフォーカスアップデート[3]では本邦独自のリスク評
価として HELT-E_2S_2 スコアが提唱され（**表 2**）、その使用は推奨ク
ラス 2a です。

表 1　CHA_2DS_2-VA スコアの構成と点数

C	心不全	1 点
A_2	高血圧	1 点
A_2	年齢（75 歳以上）	2 点
D	糖尿病	1 点
S_2	脳卒中／一過性脳虚血発作／動脈血栓塞栓症の既往	2 点
V	血管疾患	1 点
A	年齢（65 ～ 74 歳）	1 点

表 2　HELT-E_2S_2 スコアの構成と点数

H	高血圧	1 点
E	高齢（75 ～ 84 歳）	1 点
L	BMI 18.5 未満	1 点
T	持続性／永続性心房細動	1 点
E_2	超高齢（85 歳以上）	2 点
S_2	脳卒中の既往	2 点

R：脈拍とリズムのコントロールにより自覚症状を改善する

　心房細動の自覚症状を改善するための治療法は、薬物による心拍数制御（**第5章**参照）、電気的除細動、抗不整脈薬、カテーテルアブレーション、外科的治療など多岐にわたります。

　まずは、日本循環器学会ガイドラインにおける心房細動の分類を示します。

・初めて診断された心房細動

　心房細動が心電図で初めて確認されたものであれば、必ずしも真に初発であるかどうかを問いません。その後の経過によって発作性、持続性、長期持続性、永続性のいずれかに分類されます。初めて診断された心房細動が7日を超えて持続していると判断される場合、自然停止する確率は極めて低く、持続期間がどの程度なのか判断できない場合も多いとされています。初めて診断された心房細動が一過性で自然停止した場合、約半数の症例で数年間は再発しません。

・発作性心房細動

　治療の有無にかかわらず7日以内に洞調律に復するもの。

・持続性心房細動

　心房細動の持続が7日を超えるもの。

・長期持続性心房細動

　1年以上持続する心房細動。この次の永続性心房細動と違う点は、洞調律への復帰（電気的除細動やカテーテルアブレーション）を考慮し得ることです。

・永続性心房細動
　薬理学的ならびに電気的に除細動不可能と考えられる心房細動です。患者は心房細動を受容しており心拍数調節が行われることが多いという特徴があります。

図2　初めて心房細動と診断された患者の治療フローチャート（出典：「ESC心房細動ガイドライン2024」[1]）

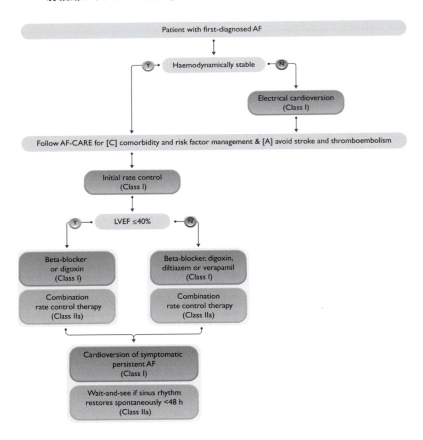

ESC ガイドラインには、それぞれの分類に対する治療法のフローチャートが示されています。冒頭で提示した患者は、初めて診断された心房細動です。この場合のフローチャートを示します（**図2**）。他の心房細動の分類におけるフローチャートは原著論文をチェックしてください。

E：再評価を行う

新たな、または残存するリスクファクターや併存疾患について再評価します。

・脳卒中 / 血栓塞栓症のリスク層別化を行う
・治療前後での心房細動による症状を確認する
・修正可能な出血リスクの評価と治療を行う

以上を治療開始6カ月後に行い、その後は少なくとも1年に1回または必要時に再評価するよう記載されています。

＊ ＊ ＊

ESC のガイドラインにおける「AF-CARE」の説明は以上です。心房細動患者に向き合う際にぜひ思い出してみてください。

それでは本章の Missions の「(1) 抗凝固療法が必要かどうか」について考えていきましょう。国内の「2020年改訂版不整脈薬物治療ガイドライン」をひもとくと、考え方（次ページ**図3**）が載っています。

図3 心房細動における抗凝固療法の推奨

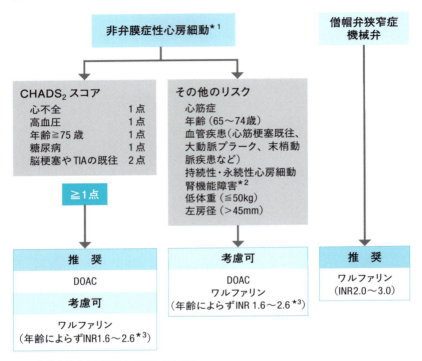

- *1 生体弁は非弁膜症性心房細動に含める
- *2 腎機能に応じた抗凝固療法については、『2020年改訂版不整脈薬物治療ガイドライン』の「3.2.3 どのDOACを用いるかの選択」および表36を参照
- *3 非弁膜症性心房細動に対するワルファリンのINR 1.6～2.6の管理目標については、なるべく2に近づけるようにする。脳梗塞既往を有する二次予防の患者や高リスク（CHADS2スコア3点以上）の患者に対するワルファリン療法では、年齢70歳未満ではINR 2.0～3.0を考慮

日本循環器学会/日本不整脈心電学会．2020年改訂版不整脈薬物治療ガイドライン．
https://www.j-circ.or.jp/cms/wp-content/uploads/2020/01/JCS2020_Ono.pdf．2024年9月閲覧

フローチャートの冒頭から見ていくと、まずは「リウマチ性僧帽弁疾患（主に狭窄症）、機械弁置換術後」の患者、「非弁膜症性心房細動」（僧帽弁輪縫縮術や僧帽弁形成術などの僧帽弁修復術後、リウマチ性でない僧帽弁閉鎖不全症、生体弁置換術後）の患者で区分されています。僧帽弁狭窄症と機械弁の場合はワルファリンが推奨され、DOACは使用できませんので注意が必要です。

非弁膜症性であれば、$CHADS_2$スコアを用いて脳梗塞発症のリスクを評価しますが、海外と日本では脳梗塞発症率に差があることに注意が必要です。オリジナルの$CHADS_2$スコアでの補正年間脳梗塞発症率は0点から順に1.9％、2.8％、4.0％、5.9％、8.5％、12.5％、18.2％と報告されています[4]。一方、日本の心房細動レジストリー研究（J-RHYTHM Registry、Fushimi AF Registry、Shinken Database）の統合解析における抗凝固療法未実施の場合の年間脳梗塞発症率は0.5％、0.9％、1.5％、2.7％、6.1％、3.9％、7.2％と海外の報告よりも低いです[5]。原因として$CHADS_2$スコアで検証された患者集団の平均年齢が81歳（65〜95歳）と高齢であったこと、降圧薬や心不全に対する標準治療薬が現在と異なっていたことなどが考えられています。海外よりも日本人の脳梗塞発症率は低いですが、それが抗凝固療法を控える理由にはなりません。

$CHADS_2$スコアに含まれない血栓塞栓症のリスクが図3に示されています。心エコー図所見としては左房径拡大（＞45mm）[6]のほか、左室収縮障害[7, 8]、左房機能障害[9]、経食道心エコー図所見としては左房内もやもやエコー、左心耳内血栓、左心耳駆出ピーク血流速度の低下（＜20cm/秒）[10]などが血栓塞栓症のリスクとして報告されています。

高齢者で問題となる低体重と腎機能障害に関して、Fushimi AF Registryではそれぞれが血栓塞栓症のリスクでしたが[11, 12]、J-RHYTHM Registryでは、血栓塞栓症よりも死亡に対するリスク

となっていました[13, 14]。心房細動の病型については、発作性心房細動より持続性または永続性心房細動の方が血栓塞栓症のリスクが高いことが示されています[13, 15]。以上、CHADS$_2$スコアとその他のリスクを考慮して、抗凝固療法の必要性を検討します。

出血リスクを評価するHAS-BLEDスコア[16]を**表3**に示します。

表3　HAS-BLEDスコアの構成と点数

高血圧（収縮期血圧≧160mmHg）	1点
腎機能障害（慢性透析、腎移植、血清クレアチニン 2.26mg/dL）、肝機能障害（肝硬変などの慢性肝障害または検査値異常［ビリルビン値＞正常上限×2倍、AST/ALT/ALP＞正常上限×3倍］）	各1点
脳卒中	1点
出血（出血歴、出血傾向［出血素因、貧血など］）	1点
不安定なINR（TTR＜60％）	1点
高齢者（年齢＞65歳）	1点
薬剤（抗血小板薬、NSAIDsの併用）、アルコール（アルコール依存）	各1点

※最大スコア9点、3点以上を出血の高リスク群と判断する

　日本循環器学会ガイドラインには、抗凝固療法を実施する場合、個々の症例において血栓塞栓症と出血性合併症それぞれのリスク評価を行い、リスクとベネフィットを勘案し治療法を選択することが肝要であると記載されています。一方でアップデートされたESCガイドラインには、前述の通り「Do not use bleeding risk scores to decide starting or withdrawing OAC」（出血リスクスコアにより経口抗凝固薬を開始する、また控えることを決めてはいけない）と明記されています。このように日本と欧州のガイドラインで出血リスク評価の使い方に若干の違いがありますが、「東アジア人であること」が脳内出血のリスクであることも報告されており[17]、日本人は脳内出血の頻度が高いことから、リスクとベネフィットを考慮しなが

ら、患者さんとの shared decision making が治療法の決定において大切であると私は考えます。

いよいよ本題である Mission の（2）抗凝固薬の選び方についてです。抗凝固薬の選択肢にはワルファリンと DOAC（ダビガトラン、リバーロキサバン、アピキサバン、エドキサバン）があります。

ワルファリンの使い方

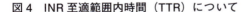

ワルファリンは脳梗塞の発症をおよそ 3 分の 1 に減らすことが可能で、治療必要数（NNT：Number Needed to Treat）は 25 人です[18]。これは 25 人にワルファリンを投与することで 1 人の脳梗塞発症を予防できるという意味です。ワルファリンは脳梗塞予防において非常に有用な薬剤といえますが、INR 至適範囲内時間（TTR）を意識しなければなりません。TTR について図4 に示します。

図4　INR 至適範囲内時間（TTR）について

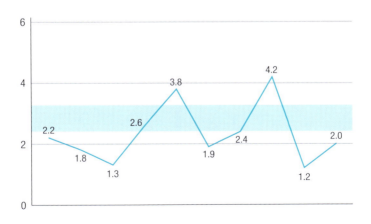

グラフはイメージ。TTR とは INR が目標範囲内にある時間の割合を示す。

TTR とは、INR が目標範囲内にある時間の合計を全体の時間で割ったものです。CREDO-Kyoto PCI/CABG Registry Cohort-2 [19] によると、PCI または CABG による血行再建術が行われた患者のうち既往歴に心房細動を有する、または入院中に新規発症の心房細動を認めた患者は1057人（8.3％）、そのうち抗凝固療法としてワルファリンが投与されたのは506人（47.9％）でした。ワルファリンが投与された506人（47.9％）と、投与されなかった551人（52.1％）の5年間の累積脳卒中発生頻度はそれぞれ13.8％、11.1％（P = 0.49）であり有意差がありませんでした。しかし、TTR 65％以上と65％未満で比較すると、TTR 65％以上の患者群では有意に累積脳卒中発生頻度が低いことが分かりました（P = 0.01）。このことから TTR の重要性、つまりワルファリンでは、そのコントロールの質が問われるということが分かります。

　ただし TTR の調整は簡単ではありません。ダビガトランを用いた大規模臨床試験である RE-LY trial に登録された国別の TTR を見ると、日本は58％でした[20]。私たち日本の医師はきめ細かい医療を提供していると自負していますが、それでも TTR は58％しかなく、ワルファリンのコントロールがいかに難しいかが分かります。TTR の調整は腎機能と関係しており、腎機能が悪くなるほどその調整が難しくなります[21]。

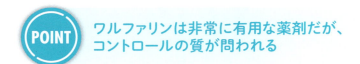
POINT　ワルファリンは非常に有用な薬剤だが、コントロールの質が問われる

DOAC の使い方

　DOAC はワルファリンと異なり TTR を気にする必要がありません。固定用量での投与が可能であり、用量調整のための定期的な採血は不要です。

　非弁膜症性心房細動に対する DOAC の使い分けについては代謝経路（腎排泄、肝排泄、腸管排泄）や投与回数（1 日 1 回または 1 日 2 回）などの薬物動態に基づく情報のほか、大規模臨床試験や実臨床データの患者別サブグループ解析から、より有効な薬剤を選ぶという判断基準が複数のレビューとして掲載されています[22-25]。ダビガトランとアピキサバンは 1 日 2 回、リバーロキサバンとエドキサバンは 1 日 1 回の内服です。腎機能障害を有する患者さんに DOAC を使用する場合、クレアチニンクリアランス（CCr）を計算する必要があります。ダビガトランは他の DOAC よりも使用禁忌となる CCr の基準が高いため注意が必要です（腎機能低下による使用禁忌：ダビガトランは CCr < 30mL/ 分、その他の DOAC は CCr < 15mL/ 分）。腎機能障害が軽度（50 < Ccr ≦ 80mL/ 分）、中等度（30 < CCr ≦ 50mL/ 分）、高度（CCr ≦ 30mL/ 分）の患者にダビガトラン 150mg を単回投与した時の $AUC_{0-\infty}$ の幾何平均値は健康被験者に比べて、それぞれ 1.5 倍、3.2 倍、6.3 倍高くなります[26]。

　DOAC の大規模臨床試験について説明します。ダビガトランは RE-LY 試験[27]、リバーロキサバンは ROCKET-AF 試験[28]、アピキサバンは ARISTOTLE 試験[29]、エドキサバンは ENGAGEAF-TIMI48 試験[30] があります。それぞれの試験における主要有効性評価項目は脳卒中 / 全身性塞栓症、主要安全性評価項目は大出血（ROCKET-AF 試験のみ臨床上問題となる出血を含む）です。

　それぞれの試験における対象患者の違いを次ページ**表 4** に示し

ます。平均 CHADS2 スコアが高い、年齢が高い、二次予防である
ほど、より脳梗塞発症リスクが高い患者を対象としていると言い換
えることができ、リバーロキサバンの ROCKET-AF 試験が最もリ
スクの高い患者を対象としていると言えます。TTR にも違いがあ
ります。前述の通り TTR 65％未満の場合、対照群におけるワルファ
リンの脳梗塞予防効果は抗血小板薬と同程度の不十分なものである
ことが証明されており、十分な TTR の調整ができているのはエド
キサバンの ENGAGEAF-TIMI48 試験のみです。アスピリン併用の
割合にも違いがあり、その割合が高いほど出血リスクは高まります。

表4　それぞれの大規模臨床試験における患者背景の違い

薬剤名	ダビガトラン	リバーロキサバン	アピキサバン	エドキサバン
平均 CHADS₂ スコア	2.1	3.5	2.1	2.8
TTR (%)	64	55	62	65
年齢（中央値）	71*	73	70	72
二次予防（%）	20	55	19	28
ワーファリン投与歴なし (%)	50	38	43	41
アスピリン併用 (%)	40	37	31**	29**
減量投与 (%)	なし	21	4.7	25

＊平均値　＊＊抗血小板薬2剤以上併用禁止

　このようにそれぞれの大規模臨床試験では対象とする患者背景が
異なりますので、当然結果も違います。大規模臨床試験の結果を単
純比較することはできないことに注意していただいた上で、**表5**
をご覧ください。それぞれの大規模臨床試験におけるワルファリン
群を対照としたハザード比、カッコ内に95％信頼区間、P値を示
します。緑色は DOAC 群が優位、濃い灰色はワルファリン群が優

94

位であることを意味します。例えばダビガトランの RE-LY 試験において、ダビガトラン 150mg/ 回・1 日 2 回はワルファリンと比較して脳卒中 / 全身性塞栓症の発症を有意に抑制しましたが、一方で消化管出血の頻度は上昇しました。

表 5　大規模臨床試験の結果まとめ（ハザード比、95％信頼区間、P 値）

試験名		RE-LY		ROCKET-AF	ARISTOTLE	ENGAGEAF-TIMI48	
薬剤名／用量		ダビガトラン		リバーロキサバン	アピキサバン	エドキサバン	
		150mg 1 日 2 回	110mg 1 日 2 回	20mg 1 日 1 回	5mg 1 日 2 回	60mg 1 日 1 回	30mg 1 日 1 回
有効性	脳卒中／全身性塞栓症	0.66 (0.53-0.82) p<0.001	0.91 (0.74-1.11) P=0.34	0.88 (0.75-1.03) P=0.12	0.79 (0.66-0.95) P=0.01	0.87 (0.73-1.04) P=0.08	1.13 (0.96-1.34) P=0.10
	虚血性脳卒中	0.76 (0.60-0.98) P=0.03	1.11 (0.89-1.40) P=0.35	0.94 (0.75-1.17) P=0.581	0.92 (0.74-1.13) P=0.42	1.00 (0.83-1.19) P=0.97	1.41 (1.19-1.67) P<0.001
	死亡	0.88 (0.77-1.00) P=0.051	0.91 (0.80-1.03) P=0.13	0.85 (0.70-1.02) P=0.073	0.89 (0.80-0.998) P=0.047	0.92 (0.83-1.01) P=0.08	0.87 (0.79-0.96) P=0.006
安全性	大出血	0.93 (0.81-1.07) P=0.31	0.80 (0.69-0.93) P=0.003	1.04 (0.90-1.20) P=0.58	0.69 (0.60-0.80) P<0.001	0.8 (0.71-0.91) P<0.001	0.47 (0.41-0.55) P<0.001
	頭蓋内出血	0.40 (0.27-0.60) P<0.001	0.31 (0.20-0.47) P<0.001	0.67 (0.47-0.93) P=0.02	0.42 (0.30-0.58) P<0.001	0.47 (0.34-0.63) P<0.001	0.3 (0.21-0.43) P<0.001
	消化管出血	1.50 (1.19-1.89) P<0.001	1.10 (0.86-1.41) P=0.43	1.46 (1.19-1.79) P<0.001	0.89 (0.70-1.15) P=0.37	1.23 (1.02-1.50) P=0.03	0.67 (0.53-0.83) P<0.001

　DOAC の選択に関して、日本循環器学会の不整脈薬物治療ガイドラインには、出血リスクの高い患者に対しては大規模臨床試験において大出血発生率が低い DOAC（アピキサバン、ダビガトラン110mg/ 回・1 日 2 回、エドキサバン）を用いると記載されていま

表 6　DOAC を選択する際の考え方（参考文献 25 を基に筆者作成）

安定冠動脈疾患	・DOAC 単剤 ・特定の DOAC 推奨なし
ACS、 PCI ＆ステント留置後	・ワルファリン継続（TTR ＞ 70％） ・3 剤療法の場合は DOAC の減量 ・特定の DOAC 推奨なし
電気的除細動	・ワルファリン継続 ・DOAC の使用可能 ・特定の DOAC 推奨なし
アブレーション	・ワルファリンや DOAC を中断しない ・ワルファリンを中断しヘパリンブリッジを行う
機械弁＆リウマチ弁膜症	・ワルファリン
CHA$_2$DS$_2$-VASC スコアが 男性 1、女性 2	・ダビガトラン、アピキサバン
初めて記録された 心房細動	・特定の DOAC 推奨なし
ベラパミル内服中	・ダビガトラン、エドキサバンを投与中なら減量する
過去の TIA または 脳卒中の既往	・ワルファリンより DOAC を優先する ・アスピリンとの併用を避ける
脳梗塞急性期に 血栓溶解療法を行う	・ワルファリン投与時は INR ＜ 1.7 ・ダビガトラン投与時は APTT 正常値
脳卒中後に開始する 抗凝固療法	・DOAC における抗凝固療法早期の有効性と安全性と示すデータなし
消化管出血の高リスク	・アピキサバン 5mg ・ダビガトラン 110mg
腎機能障害	・アピキサバン 5mg ・アピキサバン 2.5mg（＞ 80 歳） ［体重 60kg 以下または Cr ＞ 1.5mg/dL の場合］ ・リバーロキサバン 15mg ・エドキサバン 30mg
高齢者	・アピキサバン 2.5mg ・ダビガトラン 110mg

す。欧州心臓病学会（ESC）のガイドライン[1]にはDOACの使い分けに関する記載はありません。表6は2017年に発表された論文[25]を基にまとめたもので、DOACを選択する際の参考になると思います。なおこの後、国内第3相臨床試験（ELDERCARE-AF試験）[31]で出血リスクの高い80歳以上の非弁膜症性心房細動患者にエドキサバン15mgが有効であるという結果が出て、添付文書にも記載されていますので、参考にしていただきたいと思います。

＊＊＊

　それではMissionを完遂しましょう。冒頭の患者は糖尿病と高血圧を有するためCHADS$_2$スコアは2点です。非弁膜症性心房細動であることが確認されればDOACが推奨され、ワルファリンは考慮可となります。

　血液検査を行い腎機能を確認しましょう。腎機能により、どのDOACを選択するか、またはワルファリンを使用しなければならないのかを確認します。内服回数が1日1回と2回の薬剤がありますので、患者と相談しましょう。安全性を優先するなら大出血発生率の低いDOAC（アピキサバン、ダビガトラン110mg/回・1日2回、エドキサバン）、有効性を優先するなら脳卒中/全身性塞栓症の低いDOAC（ダビガトラン150mg/回・1日2回、アピキサバン）を選択します。その他には、BMI 28.7kg/m^{2}と肥満であることからダイエットを勧めるべきです。また飲酒量を確認し、節酒が必要かどうか検討する必要があるでしょう。

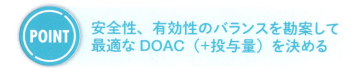

POINT　安全性、有効性のバランスを勘案して最適なDOAC（＋投与量）を決める

［参考文献］

1) Van Gelder IC, et al. Eur Heart J. 2024;45:3314-414.
2) 日本循環器学会「2020 年改訂版不整脈薬物治療ガイドライン」
3) 日本循環器学会、日本不整脈心電学会「2024 年 JCS/JHRS ガイドライン フォーカスアップデート版 不整脈治療」
4) Gage BF, et al. JAMA.2001;285:2864-70.
5) Suzuki S, et al. Circ J.2015;79:432-8.
6) Hamatani Y, et al. Sci Rep.2016;6:31042.
7) Arch Intern Med. 1998;158:1316-20.
8) JAMA. 1998;279:1273-7.
9) Wong JM, et al. Am J Cardiol.2014;113:1679-84.
10) Ann Intern Med. 1998;128:639-47.
11) Hamatani Y, et al. Circ J.2015;79:1009-17.
12) Abe M, et al. Am J Cardiol.2017;119:1229-37.
13) Inoue H, et al. Am J Cardiol.2016;118:215-21.
14) Kodani E, et al. Eur Heart J Qual Care Clin Outcomes.2018;4:59-68.
15) Takabayashi K, et al. Stroke.2015;46:3354-61.
16) Pisters R, et al. Chest.2010;138:1093-100.
17) Hart RG, et al. Stroke.2012;43:1511-7.
18) Hori M, et al. Stroke.2013;44:1891-6.
19) Goto K, et al. Am J Cardiol.2014;114:70-8.
20) Wallentin L, et al. Lancet.2010;376:975-83.
21) Shen AY, et al. J Am Coll Cardiol.2007;50:309-15.
22) Okumura K, et al. Clin Cardiol.2017;40:126-31.
23) Shields AM, et al. J Intern Med.2015;278:1-18.
24) Diener HC, et al. Eur Heart J.2017;38:852-9.
25) Diener HC, et al. Eur Heart J.2017;38:860-8.
26) ダビガトラン添付文書
27) Connolly SJ, et al. N Engl J Med.2009;361:1139-51.
28) Patel MR, et al. N Engl J Med.2011;365:883-91.
29) Granger CB, et al. N Engl J Med.2011;365:981-92.
30) Giugliano RP, et al. N Engl J Med.2013;369:2093-104.
31) Okumura K, et al. N Engl J Med 2020;383:1735-45.

第 7 章

抗血小板薬

井上 祥
井上内科クリニック（愛知県一宮市）

【登場する主な薬】

アスピリン
クロピドグレル
プラスグレル
チカグレロル
シロスタゾール

1967 年に Weiss らがアスピリンに抗血小板作用があることを報告し[1]、2002 年に国際共同研究グループである ATT（Antithrombotic Trialists' Collaboration）による大規模メタ解析の結果、アテローム血栓症である心筋梗塞、脳梗塞に対する抗血小板治療の有効性が確立しました[2]。

並行して、1970 年代に始まった経皮的冠動脈形成術（Percutaneous Coronary Intervention : PCI）の進化があり、PCI に伴う血栓症対策として抗血小板 2 剤併用療法（Dual Antiplatelet Therapy : DAPT）の有効性が確認される[3]など、抗血小板治療も共に進化を遂げてきました。

本稿では、PCI の歴史に絡めて現在の抗血小板治療のスタンダードについて解説するとともに、経口抗凝固薬との関連、脳血管障害、下肢動脈閉塞における抗血小板薬治療についても触れていきます。出血リスクを重視し DAPT が短期間になりつつある現在のトレンドを押さえていただくことがメインですので、新規抗血小板薬である $P2Y_{12}$ 受容体拮抗薬（クロピドグレル、プラスグレル、チカグレロル）の細かい使い分けについては踏み込んでいない点をご了承ください。

前提知識としての「血小板による止血機序」

抗血小板薬の作用点を知ることで、「なぜDAPTが有効なのか」「注意すべき副作用は何か」が分かりやすくなります。作用点を理解するには、血小板の止血機序について概要を理解することが必要です。

〈血小板の止血機序〉

血管には血管内皮細胞が存在しており、プロスタグランジン I_2（PGI_2）や一酸化窒素（NO）といった物質を産生して血小板の凝

集を抑制し、血栓ができないように働いています。しかし、血管壁が破綻し血管内皮細胞が障害されると、von Willebrand 因子（vWF）を介して血小板が接着します。血小板はここでアデノシン二リン酸（ADP）やトロンボキサン A_2（TXA_2）といった物質を放出し、血小板を集めます。さらに活性化され、血小板同士の結合部位となるフィブリノーゲン結合部位を発現します。こうして活性化した血小板が多数集まり、フィブリノーゲンを介して結合し、凝集して血小板血栓を作ります。これを一次止血といいます（**図1**）。さらにフィブリンによって血栓が安定化され、止血されます（二次止血）。

図1　血小板の止血機序（筆者作成、図2〜6、図8、9も）

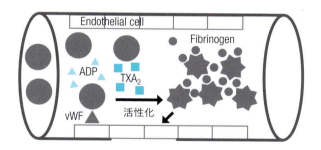

抗血小板薬の作用点

本稿で扱う抗血小板薬の作用点を**図2**にまとめました。

図2　抗血小板薬の作用点

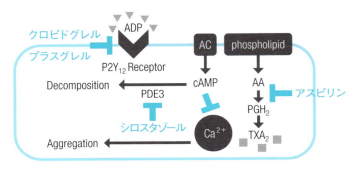

AA：アラキドン酸　AC：アデニル酸シクラーゼ　PDE3：ホスホジエステラーゼ3

　アラキドン酸カスケードのCOX経路を阻害する**アスピリン**、ADP受容体であるP2Y$_{12}$受容体を阻害する**クロピドグレル**、**プラスグレル**、cAMPが分解しないようPDE3を阻害することで血小板内のcAMP濃度を上昇させ、カルシウムイオンによる血小板の活性化を抑制する**シロスタゾール**の3つの抗血小板薬の特徴について、以下にまとめます。

・**アスピリン**

　アラキドン酸カスケードのCOX経路を阻害することで、TXA$_2$の産生を抑制し抗血小板作用を発揮します。COX経路を阻害することで、胃粘膜保護作用を持つプロスタグランジンの産生も抑制されるため、副作用として胃粘膜障害があります。また、COX経路が抑制されることで代謝がLOX経路に偏るため、ロイコトリエン

の産生に傾き、アスピリン喘息を誘発することがあります（**図3**）。

図3　アスピリンの作用点（筆者作成）

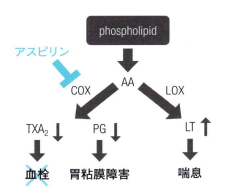

PG：プロスタグランジン、LT：ロイコトリエン

・**P2Y$_{12}$受容体拮抗薬**
（クロピドグレル、プラスグレル、チカグレロル）

　チエノピリジン系と称されるクロピドグレル、プラスグレルはプロドラッグです。肝臓でCYP450の代謝を受けて活性体となり、ADP受容体であるP2Y$_{12}$受容体を阻害することで抗血小板作用を発現します。クロピドグレルは全体の15％しか代謝活性を受けず、特にCYP2C19によって2段階の代謝を受けます（次ページ**図4**）。CYP2C19には遺伝子多型が知られており、特に東アジアでは低代謝型（poor metabolizer：PM）が多く、日本人では20％程度がPMだと言われています。プラスグレルは1段階の代謝、チカグレロルは肝臓での代謝活性化を必要とせずに作用が発現するため、遺伝子多型の影響を受けにくいと考えられています。加えて、作用機序から、アスピリンと比較して消化管出血のリスクは低いと考えられています。

図4　クロピドグレル、プラスグレルの作用点（筆者作成）

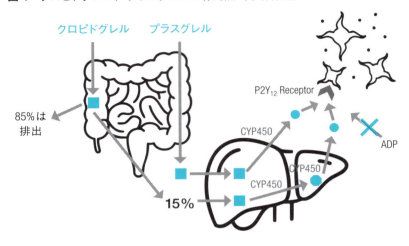

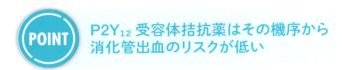

P2Y₁₂受容体拮抗薬はその機序から
消化管出血のリスクが低い

シロスタゾール

　PDE3を阻害することで、cAMPの分解を抑制し血小板内のcAMP濃度を上昇させます。cAMPは血小板内のカルシウムイオンによる血小板の活性化を抑制することで、抗血小板作用を発現します（102ページ図2）。

　PDE3は血管平滑筋にも存在し、濃度の上昇したcAMPはプロテインキナーゼA（PKA）を活性化します。PKAはミオシン軽鎖キナーゼ（MLCK）を不活性化するため、アクチンとミオシンの滑走が起こらず、結果として血管平滑筋を弛緩させる血管拡張作用も持ちます（図5）。この作用のため、シロスタゾールは脳血管障害や下肢動脈閉塞症に対する適応があります。頭痛の副作用もこの血管拡張

作用によるものとされます。また、cAMPの濃度上昇によるPKAの活性化により過分極活性化陽イオン電流（I_f）チャネルが活性化され、洞結節自動能が亢進するため、副作用として頻脈があります。

図5　シロスタゾールの血管平滑筋への作用点（筆者作成）

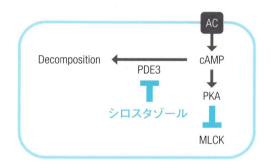

PCIの歴史と抗血小板療法の変遷

　1977年、冠動脈閉塞に対するバルーン拡張術が実施され、PCIの歴史が幕を開けました。以降、術後の急性閉塞や拡張不良、慢性期の再狭窄に対応する形で、バルーン拡張術からステント留置術へ、そしてステントもベアメタルステント（Bare Metal Stent：BMS）から薬剤溶出性ステント（Drug Eluting Stent：DES）へと進化を遂げています。それに合わせて、抗血小板治療もアスピリン単剤治療（Single Antiplatelet Therapy：SAPT）からDAPTへと進化し、現在はDAPTの期間を可能な限り短くする方向に変化しています。

BMSの登場とDAPTの確立

　初期のPCIは、狭窄した冠動脈をバルーンで拡張して再開通さ

せるものでした。バルーン拡張では術後5％程度の確率で冠動脈解離を起こすことと、3〜6カ月後の再狭窄が約40％と高い確率で起こることが問題でした。これに対して、冠動脈ステントを留置することで冠動脈の解離を抑え込み、急性冠閉塞の発生を抑えることが可能となり、急性冠動脈解離は著しく減少しました。

しかし、術後24時間から30日以内に起こる亜急性ステント血栓症（Subacute Stent Thrombosis：SAT）の問題が新たに発生しました。これは、ステントを留置することで生じる血流の乱流や、ステントという生体異物に対する反応で、留置後のステント内に血栓ができる現象です（**図6**）。

図6 ベアメタルステントにおける亜急性ステント血栓症の発生イメージ
（筆者作成）

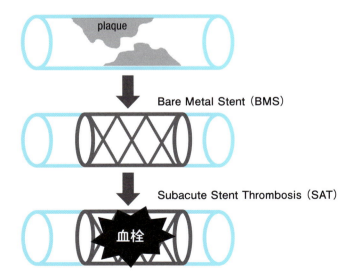

このステント血栓症は、発症すると心筋梗塞を引き起こし、30日死亡率が20％程度とされる危険な合併症となります。BMSではSATが10％程度の確率で起こるため、大きな問題となりました。このSATの予防に抗血小板薬を2剤併用するDAPTが有効であることがSTARS試験[3)]で明らかになり（この試験ではアスピリン＋チクロピジン［第一世代のチエノピリジン系抗血小板薬］を使用）、その結果、SATの発生率は1％程度まで低下することになりました（図7）。

図7　DAPTによる心血管イベント発生率の低下（参考文献3より抜粋）

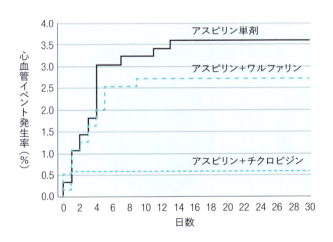

DESの登場とDAPTの長期化

　DAPTによってSATという問題点は克服されましたが、今度はBMSの再狭窄率（20〜30％）が依然として高いことが問題となりました。これは、BMSが新生内膜で被膜された後、そこに新生内膜増殖が起きることで発生します（図8）。そこで、ステントに細胞増殖を抑える薬剤を含んだポリマーをコーティングしたDESが登場しました。DESにより新生内膜増殖が抑えられることで、ステント内再狭窄の発生は5％程度まで低下することになりました。こうして急性冠閉塞、ステント血栓症、再狭窄の問題点が解決されたと思われました。

図8　BMSにおける新生内膜増殖のイメージ（筆者作成）

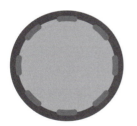 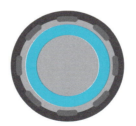

新生内膜増殖

　しかし今度は、超遅発性ステント血栓症（Very Late Stent Thrombosis : VLST）という新たな問題が発生しました。これは、DESに塗布された薬剤の影響でステントが内膜で被膜化されず、それゆえに生体異物であるステントがむき出しになり続けること、またポリマーの生体不適合性のために、留置から1年以上経過して抗血小板薬を中止、あるいは単剤に変更すると血栓症が発生するという現象です（図9）。このため、DES留置後は最低1年間

DAPT継続、禁忌がなければ場合によっては永続的に継続することが必要となってしまいました。

図9　第一世代DESにおけるステント血栓症のイメージ（筆者作成）

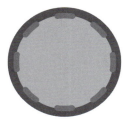
ポリマー＋免疫抑制薬
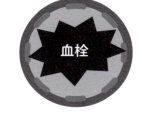

第二世代DESの登場とDAPTの短期間化

　1年以上のDAPTを継続することで心血管イベントの抑制は可能となったものの、出血イベントによるリスクが問題視されるようになり、その問題を解決するために第二世代DESが開発されました。VLSTの原因は、ステントに塗布された免疫抑制薬によってステントの被膜化がなされないことですから、薬剤の量を調整し、ほどほどに被膜化が進むように薬剤の量や放出スピードが調整されました。また、ポリマーの生体不適合性については、より生体適合的なポリマーの開発が進められました。

　こうして開発された第二世代DESは、第一世代DESと比較してVLSTの発生率が有意に低下することが明らかになりました[4]。ステントの性能向上に伴い、従来の1年以上のDAPTを長期間DAPT、6カ月程度のDAPTを短期間DAPTとして比較検討する試験も多く組まれるようになりました。それらのメタアナリシスの結果、長期間DAPTは短期間DAPTに比較して心血管イベントを

抑制するものの、出血イベントの増加により最終的に全死亡率が増加することが明らかになりました[5]。こうして DAPT は長期間から短期間へとトレンドが変化していったのです。

出血リスクの検討：日本語版 HBR（High Bleeding Risk）

これまで述べた PCI の進歩や、LDL コレステロールの厳格な管理などによる二次予防の強化によって、血栓リスクは低減する傾向にあります。他方、上述の通り出血によるイベント増加の重要性が認識されるようになったこと、また、特に日本人では欧米人に比べて出血リスクが高く、血栓リスクが低いことから、現在の日本のガイドラインは出血リスクを重視する考え方になっています。

「日本版高出血リスク（HBR）評価基準」が日本循環器学会の「2020 年 JCS ガイドライン フォーカスアップデート版 冠動脈疾患患者における抗血栓療法」[6] に記載されています。低体重・フレイルや、慢性腎臓病（CKD）、貧血、心不全などの項目を満たす場合は HBR と定義しますので、詳細はガイドラインを参照してください。この表に従って患者の出血リスクを評価し、出血リスクが高ければ DAPT は 1 ～ 3 カ月と短期間に設定し、低リスクの場合は血栓リスクを評価して DAPT 期間を決定することになっています（図10）。

これは、血栓リスクの高い急性冠症候群（Acute Coronary Syndrome：ACS）では DAPT を 6 ～ 12 カ月と長めに設定し、その後出血リスクを評価してリスクが高い場合に 1 ～ 3 カ月の短期間 DAPT を検討していた従来の方法と異なり、より出血リスクを重視する昨今のトレンドの表れと言えるでしょう。

図10　HBRを踏まえたPCI施行後の抗血栓療法（文献6より引用）

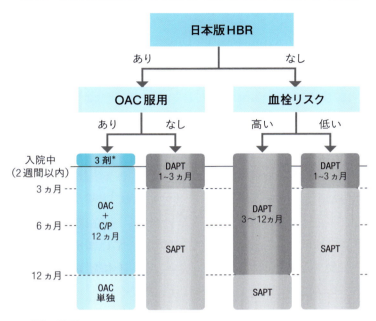

* OAC + DAPT

注）短期間DAPTを選択した場合は、DAPT後のSAPTではP2Y$_{12}$受容体拮抗薬を考慮する。OAC単独の場合には、投与可能であればDOACを推奨する。

C/P：クロピドグレル/プラスグレル、DAPT：抗血小板薬2剤併用療法、HBR：高出血リスク、OAC：経口抗凝固薬、SAPT：抗血小板薬単剤療法

日本版HBRについては日本循環器学会「2020年JCSガイドライン フォーカスアップデート版 冠動脈疾患患者における抗血栓療法」表10を参照。心房細動合併虚血性心疾患の抗血栓療法については、日本循環器学会／日本不整脈心電学会「2020年改訂版不整脈薬物治療ガイドライン」第5章3.5「虚血性心疾患合併心房細動の抗凝固療法」の図14を参照。

日本循環器学会．「2020年JCSガイドライン フォーカスアップデート版 冠動脈疾患患者における抗血栓療法」．
https://www.j-circ.or.jp/cms/wp-content/uploads/2020/04/JCS2020_Kimura_Nakamura.pdf．
2024年9月閲覧

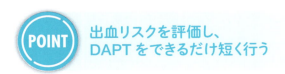

POINT 出血リスクを評価し、DAPTをできるだけ短く行う

ここまでで、抗血小板薬の大きな柱である冠動脈疾患患者に対する抗血小板薬の使い分けについてお伝えしました。最後に、直接経口抗凝固薬（Direct Oral Anticoagulant Drugs: DOAC）の内服中、脳梗塞、下肢動脈閉塞における抗血小板薬の使い方について簡単に触れます。

DOAC 内服中は話が早い！

　DOAC 内服中の場合、話は非常に明快です。PCI 実施後、入院中（2週間以内）のみ DAPT を行い、それ以降は1年間 DOAC+SAPT（P2Y$_{12}$ 受容体拮抗薬）を継続し、その後は DOAC 単剤に切り替えます。たったこれだけですから、非常に分かりやすいですね。根拠となった臨床試験名（参考文献）を挙げておきますので、ご興味のある方は目を通してみてください。

　DOAC + SAPT については、PIONEER AF-PCI[7]、RE-DUAL PCI[8]、AUGUSTUS[9]、ENTRUST-AF PCI[10] 試験を、DOAC 単剤については OAC-ALONE[11]、AFIRE[12] 試験をご覧ください。

　脳血管障害、下肢動脈閉塞に対するシロスタゾールの使い方ですが、前述の通り、シロスタゾールは血管平滑筋に作用し、血管を弛緩させ血流を改善させる効果を持ちます。そのため、脳血管障害や下肢動脈閉塞に対して適応があります。脳血管障害については CSPS.com 試験で、アスピリンあるいはクロピドグレルを用いた抗血小板薬単剤使用群と、この2剤のいずれかにシロスタゾールを併用する群を比較したところ、後者で脳梗塞再発が約半分に有意に減少し、重篤な出血に差は認められませんでした[13]。下肢動脈閉塞については STOP-IC 試験で、大腿膝窩動脈病変に対する血管内治療後にアスピリンにシロスタゾールを追加して投与することで、血管造影上の再狭窄率が低下することが示されました[14]。いずれ

も、冠動脈疾患患者に対する抗血栓療法ほど確立したものではありませんが、しばしば脳梗塞や下肢動脈閉塞に対してシロスタゾールが使用されることがありますので、押さえておきましょう。

**脳血管障害や下肢動脈閉塞には
シロスタゾールがよく使われる**

［参考文献］
1) Weiss H J, et al. Lancet.1967;2:495-7.
2) Antithrombotic Trialists' Collaboration. BMJ.2002;324:71-86.
3) Leon M B, et al. N Engl J Med.1998;339:1665-71.
4) Tada T, et al. JACC Cardiovasc Interv.2013;6:1267-74.
5) Palmerini T, et al. Lancet.2015;385:2371-82.
6) 日本循環器学会「2020年 JCS ガイドライン フォーカスアップデート版 冠動脈疾患患者における抗血栓療法」
7) Gibson CM, et al. N Engl J Med.2016;375:2423-34.
8) Cannon CP, et al. N Engl J Med.2017;377:1513-24.
9) Lopes RD, et al. N Engl J Med.2019;380:1509-24.
10) Alexander JH, et al. Circulation.2020;141:1618-27.
11) Matsumura-Nakano Y, et al. Circulation.2019;139:604-16.
12) Yasuda S, et al. N Engl J Med.2019;381:1103-13.
13) Toyoda k, et al. Lancet Neurol.2019;18:539-48.
14) Iida O, et al. Circulation.2013;127:2307-15.

第8章

抗ヒスタミン薬

高原 恵理子
調布駅前クリニック耳鼻咽喉科（東京都調布市）

【登場する主な薬】

エメダスチンフマル酸塩
エピナスチン塩酸塩
エバスチン
セチリジン塩酸塩
ベポタスチンベシル酸塩
フェキソフェナジン塩酸塩
オロパタジン塩酸塩
ロラタジン
レボセチリジン塩酸塩
フェキソフェナジン塩酸塩・塩酸プソイドエフェドリン配合剤
ビラスチン
デスロラタジン
ルパタジンフマル酸塩

アレルギーによる症状は、耳鼻咽喉科領域であれば花粉症を含むアレルギー性鼻炎、皮膚科領域であれば蕁麻疹などで診ることが多い身近な病態です。これに対する主な治療法は抗アレルギー薬の投与です。抗アレルギー薬は市販薬としても多くの種類が販売されているとても身近な薬であり、それらのほとんどが「何となく」使用してもそれなりに効果があります。

だからこそ、「どういう時に・どれを・どう使えばよいのか」判断しにくい薬でもあります。また、アレルギー症状は患者自身の自覚症状を他覚的に評価することが難しいため、適切な処方をするためには「患者自身が満足できるか」ということが大事になります。

第8章、第9章では、何となく知っている抗アレルギー薬を取りあえず処方しているという状況から、根拠があって処方ができるようになり、かつ患者満足度を上げるためにはどのように薬を選んだらよいのか、勉強していきましょう。

アレルギー症状に対する薬の種類

アレルギーに対する薬は様々な種類があります。広い意味での「抗アレルギー薬」を大きく分けると以下のようになります。

（1）ケミカルメディエーター遊離抑制薬（マスト細胞安定薬）
（2）ケミカルメディエーター受容体拮抗薬
 a）ヒスタミン H_1 受容体拮抗薬（抗ヒスタミン薬）第一世代・第二世代
 b）ロイコトリエン受容体拮抗薬（抗ロイコトリエン薬）
 c）プロスタグランジン D_2・トロンボキサン A_2 受容体拮抗薬（抗プロスタグランジン D_2・トロンボキサン A_2 薬）
（3）Th2 サイトカイン阻害薬

（4）ステロイド薬

    a）鼻噴霧用

    b）経口用

（5）生物学的製剤：抗 IgE 抗体など

（6）その他：漢方薬など

　これら全てを網羅し、熟知した上で処方するのは大変なので、本章ではどの科でも、どの先生でもなじみがあると思われる一般的な抗アレルギー薬として第二世代抗ヒスタミン薬を中心に取り上げます。次の章でその他のアレルギー薬を取り上げるので、併せてお読みください。まずは、使用頻度の比較的高い第二世代抗ヒスタミン薬を表にしました（**表 1**）。

表 1　使用頻度の比較的高い第二世代ヒスタミン H_1 受容体拮抗薬

エメダスチンフマル酸塩（商品名アレサガ、レミカット他）
エピナスチン塩酸塩（アレジオン他）
エバスチン（エバステル他）
セチリジン塩酸塩（ジルテック他）
ベポタスチンベシル酸塩（タリオン他）
フェキソフェナジン塩酸塩（アレグラ他）
オロパタジン塩酸塩（アレロック他）
ロラタジン（クラリチン他）
レボセチリジン塩酸塩（ザイザル他）
フェキソフェナジン塩酸塩・塩酸プソイドエフェドリン配合剤（ディレグラ他）
ビラスチン（ビラノア）
デスロラタジン（デザレックス）
ルパタジンフマル酸塩（ルパフィン）

では早速、「患者満足度を上げるための処方」についてどうしたらよいのかについてお話しします。

患者満足度を上げるための処方 その1

■ その患者に使わない方がよい抗アレルギー薬はあるのか？

アナフィラキシーショックのような重篤な状態を除き、日常的に遭遇するアレルギー症状で致死的な状態に至る頻度は高くありません。そのため、投薬により患者のQOLを下げてしまうことは極力避けなければなりません。そのため、患者の状況に注意を払って処方薬を選択する必要があります。

具体的には（1）高血圧などの既往歴、（2）常用薬、（3）妊娠や授乳の有無、（4）日常的に運転をするのかどうか──などが挙げられます。

（1）既往歴を考慮した投薬

第二世代抗ヒスタミン薬を処方する際に考慮すべき既往歴としての禁忌は多くありません。過去には古典的抗ヒスタミン薬（第一世代抗ヒスタミン薬）が使われ、中枢神経抑制効果やムスカリン性コリン受容体拮抗作用、α－アドレナリン受容体拮抗作用など、ヒスタミン受容体拮抗作用以外の効果も示していたため、投与する際には注意が必要でした。

現在は第二世代を使うことがほとんどなので注意を払うことは少ないですが、最低限の禁忌情報を載せておきます（**表2**）。

表2 主な第二世代抗ヒスタミン薬の禁忌

一般名	商品名	禁忌事項
ケトチフェンフマル酸塩	ザジテン他	てんかん
オキサトミド	オキサトミド	妊娠
メキタジン	ニポラジン、ゼスラン他	閉塞隅角緑内障、前立腺肥大
セチリジン塩酸塩	ジルテック他	重度の腎障害
レボセチリジン塩酸塩	ザイザル他	重度の腎障害
フェキソフェナジン塩酸塩／塩酸プソイドエフェドリン	ディレグラ他	重症の冠動脈疾患・高血圧、閉塞隅角緑内障、尿閉

　　フェキソフェナジン・エフェドリン配合剤の禁忌は、重度の冠動脈疾患、高血圧、緑内障、尿閉となっています。重度かどうかが判断基準になりますが、例えば高血圧なら投薬によりコントロールが良好であれば重度とは見なさず、選択肢の一つとして挙げてもよいと思います。ただし、その場合でも高血圧が悪化する可能性は必ず本人に伝え、血圧が上がるようであれば減量や中止を促す必要があります。鼻閉によく効く薬ではありますが、高血圧や前立腺肥大の患者には一度、他の選択肢を検討した方が無難でしょう。

(2) 常用薬・併用薬を考慮した投薬

　　注意すべき主な併用薬を次ページ表3に示します。耳鼻科・呼吸器科領域でよく使われるエリスロマイシン（マクロライド系抗菌薬）との併用注意が多いことが注意点です。ただ、抗ヒスタミン薬もエリスロマイシンも中止しにくい病態が多いのと、注意点は血中濃度に変動がある（上昇する）という点のみなので、明確な禁忌にはなっておらず、実臨床では併用する場面は少なくありません。

　　エリスロマイシン以外にも血中濃度に変動が起きやすい飲み合わせは以下のように多数あります。これらについて患者へ詳しく説明

するのは、処方した医師からというよりは直接患者へ薬を渡す薬剤師に任せることが多いと思いますが、頭の片隅に入れておいていただければと思います。

表3　主な第二世代抗ヒスタミン薬の併用注意薬

一般名	商品名	注意事項
エバスチン	エバステル他	エリスロマイシン・イトラコナゾール↑ リファンピシン↓
フェキソフェナジン塩酸塩	アレグラ他	Al・Mg含有制酸剤↓エリスロマイシン↑
ロラタジン	クラリチン他	エリスロマイシン・シメチジン↑
セチリジン	ジルテック他	テオフィリン・リトナビル・中枢神経抑制薬・飲酒↑／ピルジカイニド（副作用発現↑）
レボセチリジン塩酸塩	ザイザル他	テオフィリン・リトナビル・中枢神経抑制薬・飲酒↑／ピルジカイニド（副作用発現↑）
フェキソフェナジン塩酸塩・塩酸プソイドエフェドリン	ディレグラ他	Al・Mg含有制酸剤↓エリスロマイシン↑ メチルドパ・レセルピン↓ 交感神経刺激薬↑ セレギリン（血圧↑）
デスロラタジン	デザレックス	エリスロマイシン↑
ビラスチン	ビラノア	エリスロマイシン・ジルチアゼム↑
ルパタジンフマル酸塩	ルパフィン	CYP3A4・グレープフルーツ・アルコール↑
エメダスチンフマル酸塩	アレサガ、レミカット他	向精神薬・抗ヒスタミン薬・飲酒↑

（3）妊娠・授乳中に対する投薬

　妊娠中や授乳中に対する具体的な第二世代抗ヒスタミン薬としては、ロラタジン、レボセチリジン塩酸塩、セチリジン塩酸塩、フェキソフェナジン塩酸塩などが経験的に使用されます[1]。

　しかし添付文書的にはいずれも「有益性投与」という記載であり、推奨はしていません。第一世代・第二世代ともに抗ヒスタミン薬は、人への催奇形性や授乳を介した乳児への移行に関してもほとんどのものが問題ないとされています[1]が、結局は患者本人が納得する

選択をするというのが一番重要です。なお、経口薬ではなく後述するステロイド点鼻薬などによる局所療法も選択肢になります。

（4）運転に注意すべき投薬

次に、自動車の運転など危険を伴う機械の操作に注意すべき第二世代抗ヒスタミン薬をまとめました（**表4**）。抗ヒスタミン薬は眠気を催すことが多いので通勤や仕事などで運転をする人に処方するときは特に気を付けないといけません。添付文書上で運転可能と記載されているのがフェキソフェナジン塩酸塩、ロラタジン、フェキソフェナジン塩酸塩・塩酸プソイドエフェドリン配合剤、デスロラタジン、ビラスチンです。運転注意はエピナスチン塩酸塩、エバスチン、ベポタスチンベシル酸塩です。これ以外の薬についても内服時の運転は控えるように促す必要があります。

表4　運転時に注意すべき薬剤

運転可能	運転注意
ロラタジン	エピナスチン塩酸塩
デスロラタジン	エバスチン
ビラスチン	ベポタスチンベシル酸塩
フェキソフェナジン塩酸塩	
フェキソフェナジン塩酸塩／塩酸プソイドエフェドリン配合剤	

「目の前の患者に使用できない薬」をまずは押さえる

患者満足度を上げるための処方 その2

▪ どういった投薬を希望しているのか？

アレルギー症状に対する治療薬について、患者がどういった薬を希望しているのかという点も薬剤選択の重要な視点になります。（1）投薬回数をできるだけ少なくしたい、（2）飲み薬を避けたい、（3）できるだけ安いものがよい、（4）「眠前」「食後」などの投与指示が少ない方がよい——など、様々な要望があると思います。

基本的には毎日飲む薬ですので、患者の要望をかなえてあげることがコンプライアンスの上昇につながり、ひいては症状改善、満足度の上昇につながります。

（1）投薬回数をできるだけ少なくしたい

投薬回数は、患者の性格や生活リズムによっても好みが分かれます。各薬剤の1日当たりの投薬回数をまとめました（**表5**）。基本的には1日1回か2回です。飲み忘れが多い、面倒くさいので少ない回数がよいという人には1回がいいでしょう。1回だと効果が切れてくることがあるという人には2回がいいでしょう。

表5 主な第二世代抗ヒスタミン薬の投薬回数

薬品名	投薬回数
エピナスチン塩酸塩	1回
エバスチン	1回
ロラタジン	1回
レボセチリジン塩酸塩	1回
セチリジン塩酸塩	1回
デスロラタジン	1回
ビラスチン	1回
ルパタジンフマル酸塩	1回
エメダスチンフマル酸塩（貼付）	1回
エメダスチンフマル酸塩（経口）	2回
フェキソフェナジン塩酸塩	2回
オロパタジン塩酸塩	2回
ベポタスチンベシル酸塩	2回
フェキソフェナジン塩酸塩／塩酸プソイドエフェドリン配合剤	2回

（2）飲み薬を避けたい

なぜ飲み薬を避けたいのか？が重要です。そもそも内服が嫌だ・面倒だという人もいますし、既に他の既往歴のために常用薬が多いので増やしたくない・飲み合わせが心配という人もいます。こういった人たちには点鼻薬が一番お勧めですが、今は貼るタイプの抗ヒスタミン薬（アレサガテープ）も出ていますので、こちらも併せて案内できるとよいでしょう。

（3）できるだけ安いものがよい

一般的な抗ヒスタミン薬の1日薬価は後発医薬品で平均20～40円前後、先発医薬品はやや高めですが40～80円程度です。

そこまで高価ではありませんが毎日内服することを考えると、安い
ものを希望される場合はやはり後発品を処方する方がよいでしょ
う。なお、フェキソフェナジン塩酸塩・塩酸プソイドエフェドリン
配合剤（ディレグラ）だけは先発品で1日薬価122.8円、後発品で
も65円前後と若干高めになります。2024年10月からは長期収載
品の選定療養に関する制度も導入されていますので、患者希望で処
方した場合は自己負担額が変わるものもあります。

（4）投与指示が少ない方がよい

　抗ヒスタミン薬は眠気を伴うことが多いので、眠前投薬を指示し
ている薬が多いのですが、夜勤をしていて就寝時間がまちまちなど
の理由で眠前に服用することが難しい人や、「食前」や「食後」と
言われても食事の時間が不規則できちんと内服できない、という人
もいます。そういった患者には、投与方法に制限がないものを選ん
であげるとよいでしょう（**表6**）。

表6 主な第二世代抗ヒスタミン薬の投与方法

薬品名	投与回数	投与方法	食事の影響
エピナスチン塩酸塩	1回	記載なし	空腹時血中濃度上がる。眠前と食後投与で有効性を確認している
エバスチン	1回	記載なし	記載なし
ロラタジン	1回	食後	食事の影響はないが、食後で有効性を確認したので食後指示
レボセチリジン塩酸塩	1回	眠前	食後だとTmax 1.3h遅延、Cmax 35％低下、AUC差なし
セチリジン塩酸塩	1回	眠前	記載なし
デスロラタジン	1回	記載なし	食事の影響なし
ビラスチン	1回	空腹時	食後投与だと空腹時に比べCmax 60％低下
ルパタジンフマル酸塩	1回	記載なし	食後でルパタジンがAUC 23％増加、活性代謝物のデスロラタジンは不変
フェキソフェナジン塩酸塩	2回	記載なし	食後投与だと空腹時に比べCmax 14％低下
オロパタジン塩酸塩	2回	朝・眠前	記載なし
ベポタスチンベシル酸塩	2回	記載なし	食事の影響なし
フェキソフェナジン塩酸塩／塩酸プソイドエフェドリン配合剤	2回	朝・夕の空腹時	絶食時に比べ食後投与だとフェキソフェナジンがCmax 60～70％低下

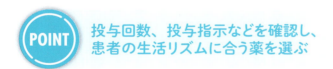

POINT　投与回数、投与指示などを確認し、患者の生活リズムに合う薬を選ぶ

患者満足度を上げるための処方 その3

　患者にとって理想的な抗ヒスタミン薬は「よく効いて眠くならないもの」です。研究結果では効果と鎮静作用は相関しないことが分かっています[2] が、現実的には効果が強いものは眠気の副作用が出やすい印象です（筆者の経験に基づく）。そうなると処方時に大事なことは、眠くなってもよいからよく効いてほしい「効果重視型」なのか、少々効かなくても眠くならないことが大事な「眠気重視型」なのか、患者の希望するのはどちらなのかを知ることです。

　診察時に「よく効くものか、眠くならないものでしたら、どちらを希望されますか？」と患者に聞くことがポイントなのですが、では「よく効く薬」と「眠くならない薬」は実際のところどれが該当するのでしょうか？

▪ 「よく効く薬」「眠くならない薬」というのは実際どれなのか？

(1)「効果重視」の薬

　「よく効くもの」はどれか、ということですが、まず「よく効く」の意味は1つではありません。「早く効く」「長く効く」「強く効く」という3つの意味があります。

　早く効くのは Tmax が短い薬です。各薬剤の添付文書に記載されている血液中薬物動態を図にしたものを示します（**図1**）。ルパタジン、レボセチリジン塩酸塩、オロパタジン塩酸塩、ビラスチン、ベポタスチンベシル塩酸塩などは、1時間程度で血中濃度が最大になります。

　一方、「長く」効くのは T1/2 の長いものです。デスロラタジン、エバスチンなどが挙げられます。経皮吸収のアレサガテープも、効果持続時間は長いです。

図1 抗ヒスタミン薬の血液中薬物動態：Tmax と T1/2（各薬剤の添付文書から）

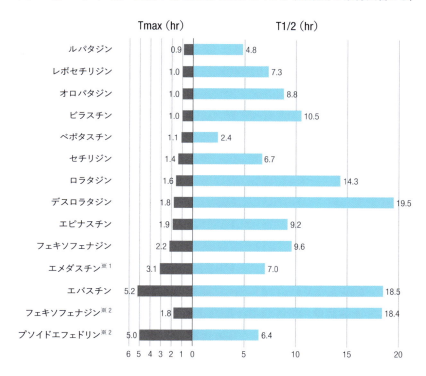

※1 エメダスチンは徐放カプセル（レミカット）のデータ。貼付剤（アレサガ）は投与量3mgでTmaxが16、26時間（最頻値）、T1/2が13.2時間。

※2 フェキソフェナジン塩酸塩・塩酸プソイドエフェドリン配合剤（ディレグラ）反復投与時における各成分の濃度パラメーター

　では、「強く」効くというのはどれなのでしょうか。これは患者の個人差もありますが、今回は筆者個人の経験や印象に基づいて効果と眠気の比較の表を作ってみました（次ページ**図2**）。筆者の思う「強く効く一軍」はアレロックやザイザル、二軍はルパフィンやタリオンです。重ねて言いますがこれは患者によってもかなり個人差がありますので参考程度に見てください。

図2 主な抗ヒスタミン薬の個人的な印象（イメージしやすいよう先発品名を表記）

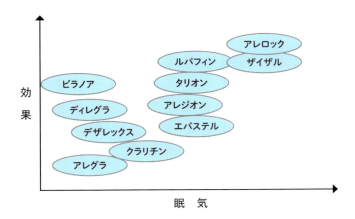

(2)「眠気重視」の薬

　眠くならないものは、分子量が大きくてBBB（blood brain barrier：血液脳関門）を通過しにくいビラスチンとフェキソフェナジン塩酸塩が二大巨頭です。日本耳鼻咽喉科免疫アレルギー感染症学会の「鼻アレルギー診療ガイドライン2024年版」にある脳内H_1受容体占拠率の図を見たことがある人は多いのではないでしょうか（図3）[3]。この図でも、受容体占拠率が少ない薬剤としてビラスチン、フェキソフェナジン塩酸塩、デスロラタジンなどが挙げられています。

図3 脳内 H_1 受容体占拠率

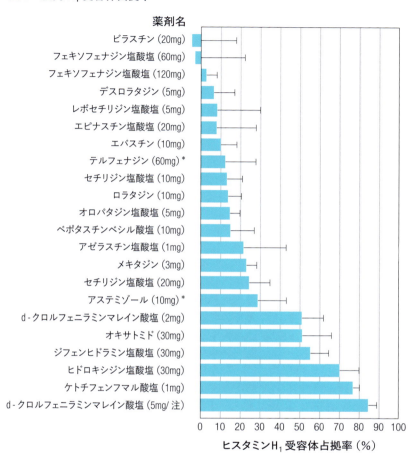

注　各試験での条件は必ずしも同一ではない。　＊発売中止

日本耳鼻咽喉科免疫アレルギー感染症学会「鼻アレルギー診療ガイドライン2024年版」より転載（谷内一彦：薬理作用から見た理想的な抗ヒスタミン薬治療．日耳鼻 2020；123：196-204.より改変）

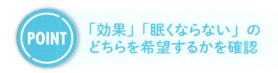

「効果」「眠くならない」のどちらを希望するかを確認

患者満足度を上げるための処方 その4

・第二世代抗ヒスタミン薬を飲んでも症状の緩和が得られなかったらどうするか？

　「今飲んでいる薬が効かない」という患者は一定数います。「去年までは良かったのに今年の花粉症に対してはあまり効かない」というのもよくある話です。アレルゲンである花粉の量が多い、徐々にアレルギーの感作が進み過敏性が高まっているなどによることが考えられますが、患者が「違う薬に変えてみたい」という意向を示しているのを無視するわけにはいきません。「薬が効かない」という人には現状の投薬内容や症状を把握して、適切な対応をする必要があります。

（1）強い薬に変えてみる

　取りあえず強い薬に変えてみる、という対応は初めに思い付く方法だと思います。「効果が強いもの」に変えるということですが、例えば128ページの図2に基づくなら、ビラノアで効かないからルパフィン、タリオンで効かないからアレロックに変えるなどの方法です。これでうまくいくこともよくあります。

　しかし、薬の強さの感じ方にはどうしても個人差があります。処方する側がよりよく効くと思っていても、処方された患者が「確かに前より効いた」と感じるとは言い切れないのです。この他に理論的に効果を得るための対応について紹介します。

（2）倍量投与

　まずは倍量投与です。ほとんどの抗ヒスタミン薬が倍量投与可能です（表7）。主に、「症状がつらいとき」や花粉症で「長時間外に出ないといけないような日」に倍量にするように促します。自覚症

状に応じて自分で調節できるのもポイントです。

「毎日つらい」という場合は連日倍量で処方することも可能ですが、その場合は効果が弱い（患者に合っていない）可能性が高いので、薬剤の変更や追加も考慮する必要があります。

表7　投与量の変更が可能かどうか

薬品名	適宜増減
フェキソフェナジン塩酸塩	○
ベポタスチンベシル酸塩	○
エピナスチン塩酸塩	○
オロパタジン塩酸塩	○
エバスチン	○
セチリジン塩酸塩	○
レボセチリジン塩酸塩	○
ロラタジン	○（小児×）
ルパタジンフマル酸塩	20mgまで
デスロラタジン	×
ビラスチン	×
フェキソフェナジン塩酸塩・塩酸プソイドエフェドリン	×

（3）薬剤の追加

次に薬剤の追加についてです。ここからは第9章の内容にややオーバーラップしていきますが、第二世代抗ヒスタミン薬のみで効果が足りないときはロイコトリエン受容体拮抗薬やプロスタグランジン D_2・トロンボキサン A_2 受容体拮抗薬、ステロイド点鼻薬を追加することで、眠気の副作用を強めずに効果の上乗せが期待できます。

ロイコトリエン受容体拮抗薬は、鼻閉への効果は第二世代抗ヒス

タミン薬よりも優れており、くしゃみ、鼻汁にも有効です。効果発現は内服開始後1週までに認められ、連用で改善率が向上していきます。プランルカスト水和物やモンテルカストナトリウムがあります。プロスタグランジンD_2・トロンボキサンA_2受容体拮抗薬のラマトロバンも上乗せ薬として使われます。

ステロイド点鼻薬は、効果が強く、効果発現までに1～2日かかります。副作用は少なく、眼のかゆみにも効く、くしゃみ、鼻水、鼻づまり全てに効果がある万能な薬です。ステロイド点鼻薬は頓用で使いたがる（もしくはそう使うものだと思い込んでいる）人が多いのですが、連日投与で効果が上がりますので「お風呂上がりに鼻をかんで毎日点鼻してください」と指導すると、効果を実感する人が多いです。噴霧用ステロイド点鼻薬としては、モメタゾンフランカルボン酸エステル、フルチカゾンフランカルボン酸エステル、デキサメタゾンシペシル酸エステルなどがあります。

まとめ

抗ヒスタミン薬を処方する際に最も重要なのは、「患者満足度を上げること」だということをお伝えしました。ただ、忙しい外来の中で、1人ずつ丁寧に問診するのは難しいかもしれません。

しかし、処方時に「よく効くものと眠くならないもの、どちらがいいですか？」この一言を加えるだけでその後の診察がとてもスムーズになります。患者自身が自分に合った薬を処方してもらえたと理解し、「もし薬に満足できなかった場合でも、再診の際に申し出れば、他の薬を選べることができる」と認識できるからです。

仮に処方されている薬が合わなかった場合には、患者は不満をため込まずに次回の外来で、「前回の薬は効果が不十分でした。どうしたらよいですか」などと自発的に相談してくれるでしょう。その

ときは、薬の変更、増量、追加など、今回ご紹介したような方法がありますので、最も良い処方を患者と一緒に見付けてください。今回の学びで、全ての先生方が今後、自信を持って抗ヒスタミン薬の処方ができるようになることを願っています。

 処方時に「薬は希望に応じて変えられる」ことを患者に知ってもらう

[参考文献]
1) 伊藤真也、村島温子 編『薬物治療コンサルテーション 妊娠と授乳』（南山堂、2010）
2) 谷内一彦．日本耳鼻咽喉学会会報 2019;123;3:196-204.
3) 日本耳鼻咽喉免疫アレルギー感染症学会「鼻アレルギー診療ガイドライン 2024 年版」

第9章
抗アレルギー薬

高原 恵理子
調布駅前クリニック耳鼻咽喉科（東京都調布市）

【登場する主な薬】

クロモグリク酸ナトリウム
トラニラスト
イブジラスト
ペミロラストカリウム
プランルカスト水和物
モンテルカストナトリウム
ラマトロバン
オザグレル塩酸塩
セラトロダスト
スプラタストトシル酸塩

オマリズマブ
メポリズマブ
デュピルマブ
小青竜湯
スギ花粉舌下錠
ダニ舌下錠

（以下、鼻噴霧）
ベクロメタゾン
プロピオン酸エステル

フルチカゾン
プロピオン酸エステル

モメタゾン
フランカルボン酸エステル水和物

フルチカゾン
フランカルボン酸エステル

デキサメタゾン
シペシル酸エステル

今回は抗アレルギー薬の使い分けの応用編です。アレルギーといえば、第8章でご説明したように、まずは第二世代抗ヒスタミン薬の処方が基本。大抵の方はそれで症状の緩和が期待できますが、それでも患者さんの症状が改善しなかった場合はどうしたらよいのでしょうか。第9章では、第二世代抗ヒスタミン薬以外の抗アレルギー薬の使い分けを学びましょう。

抗ヒスタミン薬以外の抗アレルギー薬の種類

今回は抗ヒスタミン薬以外の抗アレルギー薬についてお話ししていきます。大きく分けて以下のような種類がありますので、順を追って解説します。

(1) ケミカルメディエーター遊離抑制薬（マスト細胞安定薬）
(2) ロイコトリエン受容体拮抗薬（抗ロイコトリエン薬）
(3) トロンボキサン阻害薬
(4) Th2 サイトカイン阻害薬
(5) ステロイド薬
   (a) 鼻噴霧用
   (b) 吸入薬
   (c) 全身用（経口・点滴）
(6) 生物学的製剤：抗 IgE 抗体など
(7) その他：漢方薬・アレルゲン免疫療法など

（1）ケミカルメディエーター遊離抑制薬（マスト細胞安定薬）

免疫細胞の一種であるマスト細胞（肥満細胞）からのケミカルメディエーターの遊離（脱顆粒：**図1**）を抑制する薬剤です。種類としては**クロモグリク酸ナトリウム**、**トラニラスト**、**イブジラスト**、**ペミロラストカリウム**があります（**表1**）。

図1　粘膜型肥満細胞の脱顆粒（筆者作成）

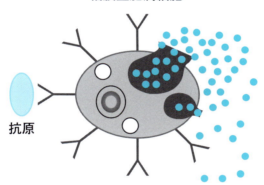

表1　ケミカルメディエーター遊離抑制薬（マスト細胞安定薬）

薬剤名	適応
クロモグリク酸ナトリウム （商品名インタール他）	食物アレルギーに基づくアトピー性皮膚炎、気管支喘息、アレルギー性鼻炎
トラニラスト （リザベン他）	気管支喘息、アレルギー性鼻炎、アトピー性皮膚炎、ケロイド
イブジラスト （ケタス）	気管支喘息
ペミロラストカリウム （アレギサール、ペミラストン他）	気管支喘息、アレルギー性鼻炎

特徴としては、効果はマイルドで臨床効果発現まで時間がかかる、鼻閉にやや効果あり、副作用が比較的少ない、連用により改善率が上昇するなどが挙げられます。効果が弱めなのでアレルギー疾患の治療薬の第一選択になりにくく、追加で投与する場合でも、現在ではそこまで登場頻度は高くありません。

(2) ロイコトリエン受容体拮抗薬（抗ロイコトリエン薬）

　ロイコトリエンはアラキドン酸の5-リポキシゲナーゼ経路（**図2**）の代謝産物の総称で、そのロイコトリエンが受容体に結合するのを抑制する薬です。プランルカスト、モンテルカストの2種類があります（**表2**）。

図2　アラキドン酸代謝の主な経路

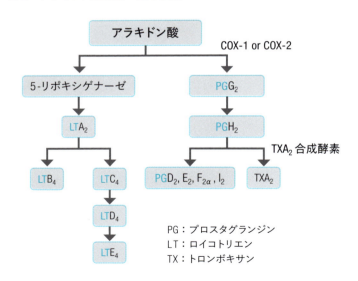

表2 ロイコトリエン受容体拮抗薬（抗ロイコトリエン薬）

薬剤名	適応
プランルカスト水和物 （オノン他）	気管支喘息、 アレルギー性鼻炎
モンテルカストナトリウム （シングレア、キプレス他）	気管支喘息、 アレルギー性鼻炎

　好酸球浸潤や鼻汁分泌を抑制し、鼻閉への効果は第二世代抗ヒスタミン薬よりも優れています。また、くしゃみ・鼻汁に対する効果も第二世代抗ヒスタミン薬に匹敵するといわれます。効果発現は内服開始後1週までに認められ、連用で改善率が上昇します。

　眠気がなく効果もしっかりありますので、現時点では追加投与としてよく使われます。気管支喘息ではアレルギーの関与の有無に関係なく用いられ、吸入ステロイド薬との併用でステロイドの減量効果が期待できることから、コントローラーとして多用されています。

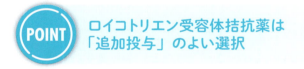

POINT　ロイコトリエン受容体拮抗薬は「追加投与」のよい選択

（3）トロンボキサン阻害薬

　プロスタグランジン、トロンボキサンはアラキドン酸代謝のシクロオキシゲナーゼ経路により生成されます（**図2**）。これらを抑制、または受容体を阻害することにより、抗アレルギー作用を示します。種類としては、プロスタグランジン D_2・トロンボキサン A_2 受容体拮抗薬の**ラマトロバン**、トロンボキサン合成酵素阻害薬の**オザグレル塩酸塩**、トロンボキサン A_2 受容体拮抗薬の**セラトロダスト**があります（**表3**）。

表3　トロンボキサン阻害薬

種類	薬剤名	適応
プロスタグランジン D_2・ トロンボキサン A_2 受容体拮抗薬	ラマトロバン	アレルギー性鼻炎
トロンボキサン合成酵素阻害薬	オザグレル塩酸塩 （ドメナン他）	気管支喘息
トロンボキサン A_2 受容体拮抗薬	セラトロダスト （ブロニカ）	気管支喘息

　トロンボキサンの受容体や合成酵素を阻害することで、鼻粘膜の血管拡張や血管透過性の亢進・気道過敏性を抑制します。鼻閉への効果は第二世代抗ヒスタミン薬よりも優れ、くしゃみや鼻汁にも有効です。効果発現は1週間で認められ、4週以上の長期連用でさらに改善率が上昇します。ラマトロバン、オザグレルは血小板凝集能を抑制するため抗血小板薬などの併用に注意が必要です。

（4）Th2 サイトカイン阻害薬

　アレルギーの発症をつかさどると言われる Th2 リンパ球から放出されるサイトカインは幾つかありますが、この薬はそのうちの IL-4、5、13 を抑制し、IgE 産生や好酸球浸潤を抑えます。くしゃみ・鼻漏よりも鼻閉に有効である、単独使用よりも他の作用機序を持つ薬剤との併用で増強効果が得られるなどの特徴があります。種類はスプラタストトシル酸塩のみです（**表 4**）。

表 4　Th2 サイトカイン阻害薬

薬剤名	適応
スプラタストトシル酸塩（アイピーディ他）	気管支喘息、アトピー性皮膚炎、アレルギー性鼻炎

（5）ステロイド薬

（a）鼻噴霧用

　鼻噴霧用ステロイド薬は、現在のアレルギー性鼻炎治療薬の中では症状改善効果の強い薬剤です。現在、本邦で使用できる鼻噴霧用ステロイド薬はベクロメタゾンプロピオン酸エステル、フルチカゾンプロピオン酸エステル、モメタゾンフランカルボン酸エステル水和物、フルチカゾンフランカルボン酸エステル、デキサメタゾンシペシル酸エステルになります（次ページ**表 5**）。

表5　鼻噴霧用ステロイド薬

名称	噴霧の形状	1日回数
ベクロメタゾンプロピオン酸エステル（ベクロメタゾン）	パウダー、スプレー	パウダーは2回、スプレーは4回
フルチカゾンプロピオン酸エステル（フルナーゼ他）	スプレー	2回
モメタゾンフランカルボン酸エステル水和物（ナゾネックス他）	スプレー	1回
フルチカゾンフランカルボン酸エステル（アラミスト他）	ミスト	1回
デキサメタゾンシペシル酸エステル（エリザス）	パウダー	1回

　特徴としては、微量で局所効果が強く、副作用は少なく、くしゃみ、鼻水、鼻づまり全てに効き、眼のかゆみにも効果があります。効果発現は1～2日、重症例にも効果があり、著効例も多いです。抗ヒスタミン薬に抵抗性の鼻閉にも有効で、血管運動性鼻炎にも効果があります。

　8章でも記載していますが、連日投与で効果が上がりますので「お風呂上がりに鼻をかんで、毎日点鼻してください」という指導をしましょう。これら点鼻薬の薬剤による効果の違いはそこまで差がないので、1日何回投与がよいか、刺激のないパウダータイプ、それとは逆に"やった感"のあるスプレータイプ、中間のミストタイプがよいかなど使い心地で選ぶのがよいでしょう。

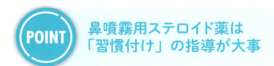

POINT　鼻噴霧用ステロイド薬は「習慣付け」の指導が大事

（b）吸入ステロイド薬（ICS: inhaled corticosteroid）

　気管支喘息の長期管理薬（コントローラー）の中で慢性の気道炎症に対する抑制効果が最も強力な薬剤はステロイドです。成人喘息の長期管理では吸入ステロイド薬が軽症間欠型（ステップ1）から重症持続型（ステップ4）に至る各ステップで推奨されています。

　詳細は第10章（気管支喘息薬）に譲りますが、吸入ステロイド薬の特徴は、血中に吸収されても肝臓を1回通過することでその活性が99％減じられることにより、経口ステロイド薬に比べて副腎抑制やその他の副作用が非常に少なく、しかも肺局所に直接強力に作用して喘息を上手にコントロールする点にあります。そのため、気管支喘息における長期管理薬の第一選択になります。

（c）全身用（内服・注射）

　経口ステロイド薬の詳細については第2章でご紹介しています。アレルギー性鼻炎では鼻噴霧用ステロイド薬で制御できないような重症症例に対して、ベタメタゾン・d-クロルフェニラミンマレイン酸塩配合剤（セレスタミン他）、プレドニゾロン、ベタメタゾンなどが使用される場合があります。

アレルギー性鼻炎に対する全身ステロイド投与について

　日本ではアレルギー性鼻炎にベタメタゾン・d-クロルフェニラミンマレイン酸塩配合剤が広く用いられていますが、実はプラセボ対照の比較試験は行われておらず、適切な投与量や投与方法に関するデータも不足している状態です。経口ステロイド薬では唯一、メチルプレドニゾロン（メドロール）で有用性が証明されており、プレドニゾロン換算30mg/日の投与で全ての鼻症状が有意に改善されます。20～30mgの短期投与（1週間以内）が推奨されます。

また、スギ花粉症患者における対照試験では、抗ヒスタミン薬＋鼻噴霧用ステロイド薬と、抗ヒスタミン薬＋経口ステロイド薬は有意差なく同等の効果という結果が出ています。副作用を勘案すると、鼻噴霧用ステロイド薬の併用が推奨されます[1]。

　注射薬について、花粉シーズン前に1回、ステロイドの持続性注射剤（デポステロイド）の筋肉注射が行われることがあります。これは鼻閉に対する効果は高いのですが、鼻汁やくしゃみに対する効果は高くないことが分かっています。シーズン前1回で済む（効果が持続する）というのはメリットである一方、副作用が出現した場合にそれも持続してしまうデメリットにもなり得ます。副作用が強く出現する可能性や、出たときの対応が困難であるなどの点から一般的には推奨されません[1]。

　ステロイドは全身の様々な組織に副作用を及ぼし、使用量・使用期間に比例して必ず出現します（**表6**、詳しくは第2章をご参照ください）。どこでステロイドを減量し中止するのか、あるいは副作用対策を行いながら使用し続けるのかは治療する疾患の病状や重症度によって異なります[2]。

144

表6 一般的なステロイドの副作用

感染防御機能の低下

骨粗鬆症、二次性副甲状腺機能亢進症

高脂血症・動脈硬化

消化性潰瘍

緑内障と白内障

糖尿病・耐糖能異常

高血圧

精神障害・不眠・食欲亢進

二次性副腎不全

無菌性大腿骨頭壊死

ステロイド筋症

満月様顔貌、中心性肥満

にきび

浮腫

血清カリウム値低下

　ステロイドの全身投与による副作用は用量依存的に増加しますが、低用量であってもその傾向が観察されます。さらに、積算量で500mgを超えると死亡率も上がっていきます[3]。8章でご説明した通り、死ぬことはないアレルギー性鼻炎の治療で大事なことは「QOLを上げる」「患者満足度を上げる」ことですので、治療によって命に関わるようなことが起きるのは絶対に避けなければなりません。ステロイド全身投与に代わる手段があれば積極的にそれを活用すべきで、ステロイド全身投与は代替治療がない、他の全身疾患の治療のための手段として取っておきましょう。

（6）生物学的製剤：抗 IgE 抗体など

　最近はアレルギー疾患に対して生物学的製剤がよく使われるようになりました。気管支喘息に対する適応が主（詳しくは第 10 章を参照）ですがそれ以外にも適応がある薬剤が多数あります。

　例えばオマリズマブ（ゾレア）は蕁麻疹と季節性アレルギー性鼻炎（＝スギ花粉症）、メポリズマブ（ヌーカラ）は好酸球性多発血管炎性肉芽腫症（EGPA）と副鼻腔炎、デュピルマブ（デュピクセント）はアトピー性皮膚炎や蕁麻疹、副鼻腔炎などに適応があります。生物学的製剤は、効果はありますが適応や薬価などの面で誰にでも当てはまるものではないので、よく見極めてから患者に勧めるように気を付ける必要があります。

スギ花粉症に対するオマリズマブの使用について

　スギ花粉症に対しては 2020 年に抗 IgE 抗体・オマリズマブが保険適用されました。アレルギー性鼻炎の中ではスギ花粉症にのみ適応のある薬で、効果も高いですが値段も高いです。「最適使用推進ガイドライン」[4] によって、処方する医師側の条件や投与される患者側の条件が決められています（表7）。花粉飛散開始後に抗ヒスタミン薬などの通常治療を 1 週間行っても改善に乏しい場合、4 週間毎に 3 回まで投与可能（4 回以上はレセプト摘要欄への記載が必要）という薬です。大変よく効きますが、条件が厳しいので使えるのは限られた患者になるかと思います。

プライマリ・ケア医のための
基本薬の使い分け

9

抗アレルギー薬

表7　オマリズマブをスギ花粉症に対して使用するための主な条件

医師要件
2年の臨床研修後、4年以上の耳鼻咽喉科診療の臨床研修を行っている。または4年以上の臨床経験を有し、そのうち3年以上は季節性アレルギー性鼻炎を含むアレルギー診療の臨床研修を行っている（小児への投与は3年以上の小児科診療の臨床研修）。

患者要件
12歳以上
スギ特異的IgE抗体がクラス3以上
体重、初回投与前血清中総IgE濃度が投与量換算表に定義される基準を満たす
「患者自身による抗原の除去と回避」が重要であることを説明する
アレルゲン免疫療法（減感作療法）の案内も行う
花粉症の既存治療（ステロイド点鼻やケミカルメディエーター受容体拮抗薬による治療）を行った上で、コントロール不十分な鼻症状が1週間以上持続した状態であることを確認する

　表7の最後の項目にあるように、オマリズマブは他にいろいろな手を尽くしても効果が得られなかった場合の最終手段であり、そのことを患者にきちんと伝えた上で選択する必要がある薬剤だということになります。

（7）その他：漢方薬・アレルゲン免疫療法など

（a）漢方薬

　アレルギー性鼻炎に対しては、小青竜湯、葛根湯、苓甘姜味辛夏仁湯などがよく使われます。気管支喘息には、五虎湯、麻杏甘石湯、柴朴湯、大柴胡湯、小青竜湯などが使われます。アレルギー性鼻炎に対する小青竜湯の効果については、鼻閉、くしゃみ、眼の掻痒感に対して有効性を認めたというもの[5]、鼻汁と鼻閉に有効性を認めたというもの[6]など複数の論文があり、プラセボとの比較対照試験にて有効性も証明されています。

147

（b）アレルゲン免疫療法

　アレルギー性鼻炎に対し治癒（長期寛解）が望める治療法は、現在、アレルゲン免疫療法しかありません。アレルゲン免疫療法には、皮下免疫療法と舌下免疫療法があります。皮下免疫療法はまれながら重篤な全身性副反応が認められることがあり、また注射のために頻回の通院が必要となるため、現在は限られた施設でのみ行われています。

　一方で、より安全性の高い舌下免疫療法が保険適用され、小児適応も拡大され、有効性も確立しつつあります。スギ花粉症にはシダキュアスギ花粉舌下錠、ダニアレルギーによるアレルギー性鼻炎にはアシテアダニ舌下錠、ミティキュアダニ舌下錠があります。今回は皮下免疫療法よりも取り扱いやすい舌下免疫療法について詳しく説明していきます。治療の特徴を簡単に表にしました（**表8**）。

表8　舌下免疫療法の特徴

錠剤を1日1回舌下に投与
現時点ではダニとスギの2種類
5歳くらいからが適している（保険による年齢制限はない）
3年から5年続けることが推奨される
効果発現は開始して3カ月ほどたってから
80％程度に効果ありと言われている
処方のためには医師がeラーニングを受講する必要あり

プライマリ・ケア医のための
基本薬の使い分け

9
抗アレルギー薬

　舌下免疫療法の適応と禁忌、主な注意は以下の通りです。

【適応】
・採血や皮内反応でスギやダニに陽性が確認されていることが原則
・年齢制限はないが、きちんと舌下で内服できることを考慮すると
　5歳以上が妥当、65歳以上は効果面で要検討

【禁忌】
・コントロールされていない重症喘息の患者（喘息発作を起こす可
　能性が高まるため）
・ショックの既往

【主な注意】
・重症心疾患の患者、β遮断薬を使用している患者（アナフィラキ
　シーショックを起こしたときにアドレナリン製剤を使うため）
・がんで治療中の患者（現在は舌下免疫療法とがんに対する免疫は
　機序が異なるため問題ないとされているが、念のため）
・妊娠中の人（アナフィラキシーショックの可能性を考慮して避け
　るべきだが、治療継続中に妊娠・授乳する場合に関しては、ほと
　んど問題ないとされている）

　具体的にどのような患者さんにお勧めなのか、大きく分けると3
つの要素があります。

（1）薬に頼れない・頼りたくない
　どの薬を飲んでも眠くなる、どの薬を飲んでも効かない、そもそ
も薬の数を減らしたい、将来的に妊娠したときに投薬を受けにくく
なるので困る、などの人です。

149

(2) 将来を見越して改善したい

　アレルギー性鼻炎は一度発症すると治癒率10％以下の疾患です。「まだ子どもなのにこんなに辛そうなのがずっと続くのはかわいそうだ」と思う親御さんには、こういう治療があると説明してあげてください。また、スギ花粉症で毎年春が来るのがつらい、この状態が毎年続くのかと思うと憂鬱だという人に勧められます。いずれにしても今だけではなく、今後のことを考えてアレルギー症状を何とかしたいと思っている、治療意欲の高い人に向いている治療です。

(3) 日本の春を快適に過ごしたい

　春は特に受験シーズンに当てはまりますので、そもそもアレルギー性鼻炎の症状が強くて勉強に集中できないので困る、薬を飲めば症状は治まるが副作用で眠くなってしまうのが困るといった人がたくさんいます。また、春に屋外での活動（仕事、趣味、習い事など）をしている人などにもお勧めです。いずれもアレルギー性鼻炎の症状が、日常生活に支障が出るような頻度と程度であるようなら適応と言えますので、基本的な投薬治療で満足できていない人には「舌下免疫療法という治療もある」とお話ししてあげるとよいかと思います。

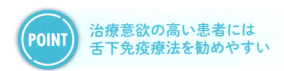

POINT　治療意欲の高い患者には舌下免疫療法を勧めやすい

プライマリ・ケア医のための
基本薬の**使い分け**

9

抗アレルギー薬

本章のまとめ

（1）第二世代抗ヒスタミン薬以外の薬は種類がいろいろあります。どんなものがあるのかを知っておきましょう。それらのほとんどは効果がマイルドなので単独処方には向いていませんが、副作用もマイルドなので効果の上乗せを期待して追加処方しやすいです。また、アレルギー性鼻炎に対して鼻噴霧用ステロイド薬は万能なので有効活用すべきですが、使い方の指導（お風呂上がりに鼻をかんで点鼻薬）が重要です。

（2）全身ステロイド薬は副作用を考慮して安易に頼らないように。重症度の高い疾患のために取っておき、できれば使わないようにしましょう。

（3）重症度に応じて生物学的製剤も考慮しましょう。重症患者には適応を見極めて適切に処方しましょう。

（4）アレルゲン免疫療法（舌下免疫療法）は軽症から重症まで、治療意欲のある全ての患者さんに対してお勧めです。

　効果重視はもちろんですが副作用も軽視せず、いろいろな治療法を組み合わせることで患者満足度を上げていきましょう。

［参考文献］

1）日本耳鼻咽喉免疫アレルギー感染症学会鼻アレルギー診療ガイドライン作成委員会「鼻アレルギー診療ガイドライン−通年性鼻炎と花粉症−」（2024）
2）宮本昭正 監、牧野荘平 編『臨床アレルギー学 改訂第3版』（南江堂、2007）
3）IR Skov, et al. Eur Respir J.2022;60:2103054.
4）オマリズマブ最適使用推進ガイドライン（2024年5月改訂）
5）河野英浩ら 耳鼻咽喉学会展望 2000;43:253-7.
6）Yajie Yan, et al. J Ethnopharmacol.2022;297:115169.

151

第10章
気管支喘息薬

庄司 浩気

かすがいクリニック（大阪府箕面市）

【登場する主な薬（各種合剤除く）】

ベクロメタゾンプロピオン酸エステル

フルチカゾンプロピオン酸エステル

モメタゾンフランカルボン酸エステル水和物

フルチカゾンフランカルボン酸エステル

シクレゾニド

ブデソニド

サルメテロールキシナホ酸塩

ツロブテロール

サルブタモール

プロカテロール塩酸塩

フェノテロール臭化水素酸塩

プランルカスト

モンテルカスト

チオトロピウム臭化物水和物

オマリズマブ

メポリズマブ

ベンラリズマブ

デュピルマブ

テゼペルマブ

本稿では、気管支喘息薬の基本的な使い分けを習得するためのエッセンスをまとめました。喘息という疾患は国内人口の約8％（1000万人）が罹患しているコモンディジーズであり、その約8割はプライマリ・ケア医が診療しています。救急外来で修練を積む研修医の先生が診る患者の中にも喘息の人がいるかもしれません。研修医や一般内科の先生方に喘息治療の吸入薬、内服薬のまとめや使い方のコツをお伝えするとともに、「治療を行う理由」「喘息の原因を取り除くことの重要性」などについてご紹介します。

　気管支喘息は、「気道の慢性炎症を本態とし、変動性を持った気道狭窄による喘鳴、呼吸困難、胸苦しさや咳などの臨床症状で特徴付けられる疾患」と定義されます。空気の通り道である気道にアレルギーによる炎症が常に起こっている状態です。こうなると、気道は様々な刺激に敏感になり、健康な人はホコリ、たばこの煙やペットの毛などを吸っても、ほとんど何も起こらないのに対し、喘息患者は気道が反応して狭くなり、咳や痰が出て喘鳴（ゼーゼー、ヒューヒューする）を引き起こしたり、息苦しくなったりします。これらを喘息発作（Asthma Attack）と呼びます。

　初期の段階では適切に治療すれば元に戻りますが、発作を繰り返すうちに気道が硬くなり、気道のリモデリングが起こります。そうなると少しの刺激に反応して喘息発作が出るようになり、日常生活や学校・労働活動、運動などに影響が出てしまいます。交感神経と副交感神経という2つの神経のバランスによって調節されている気道が、昼間は交感神経が優位に働いて開く方向にあり、夜間は逆に副交感神経が優位になって狭くなる方向に働くため、喘息の発作は夜に出やすいとされています。こうした特徴的な所見があれば、「気管支喘息」と診断されます。

プライマリ・ケア医のための
基本薬の使い分け

10

気管支喘息薬

まずは問診から始めよう！

　最初のステップとして喘息の診断に関する注意点について考えていきましょう。単に喘息を疑って、診断を下すのではなく、併せて喘息になった原因を突き止めようとする姿勢が大切なことだと筆者は考えます。

　喘息を疑ったときの問診の項目としては、**表1**に示す7項目を患者さんに尋ねるようにしてください。

表1　喘息を疑った際の問診項目

1	**発作性の呼吸困難、喘鳴、胸苦しさ、咳の反復の有無** →日中よりも夜間の方が症状が強いのか？　明け方に起こることが多いか？ 　臥位で増悪しないか？　季節性がないか？
2	**可逆性の気流制限の有無** →感冒がきっかけで咳が遷延していないか？　β刺激薬に反応するか？
3	**気道過敏性の亢進の有無** →花粉、動物、植物、ダニ、カビ、ホコリ、温度差、黄砂、天気（気圧）、台風、 　冷気などの影響を経験したことはないか？
4	**他疾患の除外**
5	**アトピー素因はないか** →住居（木造建築の有無）、職場の環境、ペットの飼育、ペットの種類など
6	**気道炎症、好酸球性炎症の有無**
7	**家族歴** →喘息があるのは両親か、兄弟か？

　日々の診療は忙しいですが、診断してすぐに治療薬を処方するのではなく、まずは喘息の原因を考えることを普段から心掛けてほしいです。この問診が喘息治癒の近道になるかもしれません。

　日本喘息学会「喘息診療実践ガイドライン2024」にも「喘息を疑う患者に対する問診チェックリスト」（次ページ**表2**）が載っていますので、ご参照ください。

155

表2 喘息を疑う患者に対する問診チェックリスト

大項目		■	喘息を疑う症状（喘鳴、咳嗽、喀痰、胸苦しさ、息苦しさ、胸痛）がある。
小項目	症状	□ 1	ステロイドを含む吸入薬もしくは経口ステロイド薬で呼吸器症状が改善したことがある。
		□ 2	喘鳴（ゼーゼー、ヒューヒュー）を感じたことがある。
		□ 3	3週間以上持続する咳嗽を経験したことがある。
		□ 4	夜間を中心とした咳嗽を経験したことがある。
		□ 5	息苦しい感じを伴う咳嗽を経験したことがある。
		□ 6	症状は日内変動がある。
		□ 7	症状は季節性に変化する。
		□ 8	症状は香水や線香などの香りで誘発される。
		□ 9	冷気によって呼吸器症状が誘発される。
	背景	□ 10	喘息を指摘されたことがある（小児喘息も含む）。
		□ 11	両親もしくはきょうだいに喘息がいる。
		□ 12	好酸球性副鼻腔炎がある。
		□ 13	アレルギー性鼻炎がある。
		□ 14	ペットを飼い始めて1年以内である。
		□ 15	血中好酸球が300/μL以上
		□ 16	アレルギー検査（血液もしくは皮膚検査）にてダニ、真菌、動物に陽性を示す。

大項目＋小項目（いずれか1つ以上）があれば喘息を疑う

出典：日本喘息学会「喘息診療実践ガイドライン 2024」（協和企画）

このリストの小項目として9に「冷気によって呼吸器症状が誘発される」が追加されました。スーパーの精肉コーナーなどに行くと冷気だけで咳が出る人を見たことがありませんか。外的因子といったくくりで説明していたことを、チェックリストに具体的に入れたことでより分かりやすくなっています。

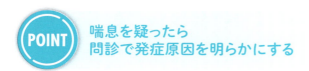

POINT 喘息を疑ったら
問診で発症原因を明らかにする

次に、患者の状況を把握するために呼吸機能検査を行います。調べる項目は努力性肺活量、1秒率、1秒量です。フローボリューム曲線から喘息パターンの有無を見極めます（**図1**）。正常な場合は丸く膨らみのある山が下がってくる曲線、喘息の場合は、下にへこんだ山になる曲線を描きます。

図1　フローボリューム曲線のイメージ

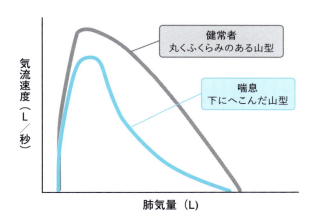

　最後、治療薬選定の前に、原因アレルギーの除去について考えます。IgE抗体価検査を行う際は、陽性頻度の高いアレルゲンや臨床的に重要なアレルゲン項目を網羅したパネル項目で、同時に検査することが、見落としを防ぐ意味でも推奨されています。参考になるのは、日本アレルギー学会「わかりやすいアレルギーの手引き≪2024年版≫」にある「成人気道アレルギーの原因抗原同定スクリーニングパネル11項目」です（次ページ**表3**）。

表3　成人気道アレルギーの原因抗原同定スクリーニングパネルにある項目（太字は特に陽性頻度の高い項目）

ヤケヒョウヒダニ（もしくはコナヒョウヒダニ）、ネコ皮屑、イヌ皮屑、アスペルギルス、アルテルナリア、**ガ**、**スギ**、ハンノキ（もしくはシラカンバなどカバノキ科花粉）、**カモガヤ**（もしくはオオアワガエリなどイネ科花粉）、ブタクサ、ヨモギ

カンジダ、ユスリカ、ゴキブリ、ヒノキは症状や患者環境に応じて検査を考慮する。

　家庭環境、生活環境、労働環境などが喘息の原因になります。医師がその環境整備をすることで治療につながることがあるので、特に以下の項目については検査・問診で念入りに確認しましょう。

(1)　ダニ：小児アレルギー性喘息では、特に臨床的重要度が高い。小児は回避指導でよくなることが多い。成人喘息ではよくなる可能性が低い。

(2)　花粉：花粉の飛散期に悪化がないかどうか聴取する必要がある。マスクをするだけで多少回避できる。

(3)　動物、鳥、ペット：ペット飼育歴を聴取することは大切で、家の中で飼育しているかも併せて聞く。ペットは大発作のリスクにもなる。友人宅に遊びに行ったところ、ペットがいたことで発作が始まった例もある。

(4)　アスペルギルス：アレルギー性気管支肺アスペルギルス症（ABPA）の検索を行う。非ABPAでも検査陽性になることがある。

(5)　アルテルナリア：梅雨時期に悪化、喘息重症化、大発作などのエピソードを聴取する。

治療薬の選択、コントローラー、リリーバーを使いこなす

　次に喘息治療薬に何を使用するか決めます。日本アレルギー学会「喘息予防・管理ガイドライン」では治療ステップ1〜4として、対象となる症状別に4段階のステップを用意しています。

- **ステップ1**：症状が週1回未満、夜間症状が月2回未満
- **ステップ2**：症状が週1回以上、しかし毎日ではない。夜間症状が月2回以上
- **ステップ3**：症状が毎日ある、もしくは夜間症状が週1回以上ある場合
- **ステップ4**：増悪症状が毎日あり、日常生活が困難である場合

　喘息治療に使われる薬は大きく分けて気道の炎症を抑える「長期管理薬（コントローラー）」と発作時に症状を鎮める「発作治療薬（リリーバー）」に分けられます。基本的には上記の治療ステップに応じて、長期管理薬と発作治療薬を決めていきます。まずは長期管理薬について見ていきましょう。

▪ 長期管理薬（コントローラー）

　「長期管理薬」は2種類あります。最も重要な1つ目の薬剤は「吸入ステロイド薬」（ICS）です。喘息の症状は気道の炎症が原因ですが、その炎症を抑え、発作を予防するのが吸入ステロイド薬です。

　もう1つが気管支を広げる「気管支拡張薬」です。気管支拡張薬には、長時間作用性 β_2 刺激薬（LABA）、テオフィリン徐放製剤、長時間作用性抗コリン薬（LAMA）などがあります。ロイコトリエン受容体拮抗薬（LTRA）とテオフィリン製剤は、気管支拡張作用・抗炎症作用を併せ持っています。症状に応じてこれらの中から1つ、

159

あるいはいくつかの薬剤を用います。

　吸入ステロイド薬と長時間作用性β₂刺激薬を配合した薬剤（ICS/LABA）は治療ステップ2から登場します。1剤で炎症を抑え、気管支を拡張するため、広く用いられています。

　長期管理薬は長期間使ってはじめて目的の効果が表れる薬です。患者に処方すると、「すぐに症状が治まりました」と言われることもありますが、実際には気道内部の炎症は続いています。症状がないからといって途中でやめずに続けるよう指導してください。一方、2〜4週間使用しても症状が改善しない場合は、喘息でない可能性を改めて疑う必要があります。

長期管理薬の種類と働き

　それでは、長期管理薬について紹介します。「喘息予防・管理ガイドライン」では、ステップごとに以下の薬剤を基本治療として推奨しています。

- **ステップ1：** ICS（低用量）、使用できない場合はLTRAかテオフィリン徐放製剤（症状がまれなら必要なし）
- **ステップ2：** ICS（低〜中用量）、不十分ならLABA（配合剤可）、LAMA、LTRA、テオフィリン徐放製剤のいずれか1剤を併用
- **ステップ3：** ICS（中〜高用量）、さらにLABA（配合剤可）、LAMA（配合剤可）、LTRA、テオフィリン徐放製剤、抗IL-4/13受容体抗体、抗TSLP抗体のうち1剤あるいは複数を併用
- **ステップ4：** ICS（高用量）、さらにLABA（配合剤可）、LAMA（配合剤可）、LTRA、テオフィリン徐放製剤、抗

IgE 抗体、抗 IL-5 抗体、IL-5 受容体 α 抗体、抗 IL-4/13 受容体抗体、抗 TSLP 抗体、経口ステロイド薬の複数を併用

個々の薬剤について説明します（生物学的製剤は後述）。

（1）ステロイド薬

（a）吸入ステロイド薬（ICS）

　喘息治療の中心となる薬で、治療ステップ1から登場します。薬を吸い込んで直接肺まで届けることで炎症を抑えます。ICS などの吸入薬による治療の成否はアドヒアランスが握っているといっても過言ではありません。副作用は嗄声と咽頭・口腔内カンジダが挙げられます。吸入後のうがいを徹底するようにしましょう。

　プライマリ・ケア医の皆さんは使い慣れた（吸入指導に慣れた）薬を選択するのでよいと思いますが、もう1段階こだわるのであれば、「患者が1日何回吸入の製剤を希望するか」「吸入デバイスが患者に合っているか」といった観点で薬の使い分けを行ってもよいでしょう。

　吸入デバイスは大きく分けて加圧噴霧式、ドライパウダー式、その間のソフトミスト式に分けられます。加圧噴霧式は噴射と吸入のタイミングを同調できる人に向いています（スペーサーを使えば同調ができなくても可）が、製剤によってはアルコール臭がします。ゆっくり大きく吸えばよく、吸気が弱い患者、喘息増悪時にも対応できます。ドライパウダー式は同調が必要ありませんが、吸気流速（そばをすすれる程度）が必要です。ソフトミスト式はゆっくり噴射されるため同調しやすく、粒子が小さいので末梢気道までたどり付きやすいという特徴があります。カートリッジの装着など前準備がやや複雑で、薬剤師の介入や、吸入指導が必要なこともあります。

表4　ICS 単剤の種類

商品名	一般名	デバイス	1日回数
キュバール	ベクロメタゾンプロピオン酸エステル	エアゾール	2回
フルタイド	フルチカゾンプロピオン酸エステル	エアゾール/ディスカス	2回
アズマネックス	モメタゾンフランカルボン酸エステル水和物	ツイストヘラー	2回
アニュイティ	フルチカゾンフランカルボン酸エステル	エリプタ	1回
オルベスコ	シクレゾニド	エアゾール	1回
パルミコート	ブデソニド	タービュヘイラー	2回

　デバイスの種類として、加圧噴霧式はエアゾール、ソフトミスト式はレスピマットが対応していますが、ドライパウダー式はディスカス、エリプタ、タービュヘイラーなど、様々なものがあります。それぞれ操作手順が異なるため、それに応じた指導が必要です。
　ICS 単剤の種類とデバイスなどを**表4**に示します。

(b) 経口ステロイド薬
　全身性に働くステロイド薬で炎症を抑える強い作用があります。副作用に十分な注意が必要です。治療ステップ4の患者に対しても、短期間の間欠的投与を原則とし、それでコントロールが得られない場合は必要最少量を維持量としつつ、生物学的製剤の使用を考慮すべきだとされています（第2章［ステロイド薬］参照）。

(2) 長時間作用性β_2刺激薬（LABA）
　交感神経を刺激して気管支を広げる働きがあります。副作用としては動悸や手の震えが挙げられます。長期管理薬として使う場合は吸入ステロイド薬と併用するのが基本です。LABA 単剤で気管支喘

息に使える吸入薬としてはサルメテロールキシナホ酸塩（商品名セレベント）があります。インダカテロールマレイン酸塩（オンブレス）、ホルモテロールフマル酸塩水和物（オーキシス）は慢性閉塞性肺疾患（COPD）、肺気腫、慢性気管支炎が適応ですので注意してください。LABA の貼り薬としては、ツロブテロール（ホクナリンテープ他）があります。

（3）吸入ステロイド薬／長時間作用性β₂刺激薬配合剤

　アドヒアランスを高める意味でも、喘息治療では ICS と LABA の配合剤を使用するのが一般的です。1剤で気管支の炎症を抑える効果と気管支を広げる効果があります（**表5**）。最近のトピックとしては、2024 年 8 月にレルベアの小児用製剤（1 日 1 回吸入）が発売されています。

表5　ICS/LABA の種類

商品名	一般名	デバイス	1日回数
アドエア	フルチカゾン・サルメテロール	エアゾール／ディスカス	2回
シムビコート他	ブデソニド・ホルモテロール	タービュヘイラー	2回
レルベア	フルチカゾン・ビランテロール	エリプタ	1回
フルティフォーム	フルチカゾン・ホルモテロール	エアゾール	2回
アテキュラ	モメタゾン・インダカテロール	ブリーズヘラー	1回

（4）ロイコトリエン受容体拮抗薬（LTRA）

　気管支を収縮させる作用に深く関係しているロイコトリエンという化学伝達物質をブロックする働きがあります。プランルカスト、

モンテルカストがあります（第9章［抗アレルギー薬］参照）。

(5) テオフィリン徐放製剤

　ゆっくり溶ける作用時間の長い薬で気管支を広げる働きがあります。また、弱いながらも抗炎症作用があることも報告されています。血中濃度依存的に副作用が発現するのを防ぐため、定期的にテオフィリンの血中濃度をモニタリングする必要があります。

(6) 長時間作用性抗コリン薬（LAMA）

　気管支の収縮を促すアセチルコリンという物質をブロックし、気管支の収縮を抑える働きがあります。抗コリン作用による副作用（尿閉、眼圧亢進、口腔内乾燥）がありますので、前立腺肥大症、緑内障の患者には使えません。また併用薬にも注意してください。気管支喘息の適応があるのは、チオトロピウム臭化物水和物（スピリーバレスピマット、1日1回）のみです（他はCOPDなどが適応）。なお、イプラトロピウム臭化物水和物（アトロベント）も吸入抗コリン薬で気管支喘息の適応がありますが、短時間型で発作時に補助的に用いるSAMAに分類されます。

　また、スピオルトレスピマット（チオトロピウム・オロダテロール）などの吸入LAMA/LABA製剤もありますが、これらもCOPDなどが適応で気管支喘息には使えません。

(7) 吸入ICS/LABA/LAMA（トリプル製剤）

　治療ステップ3以降で必要な患者には、アドヒアランスを維持するために吸入ICS/LABA/LAMAのトリプル製剤を用いることができます（表6）。なお、トリプル製剤のうちビレーズトリの適応はCOPDなどで、気管支喘息に使えませんので注意するようにしてください。

表6　トリプル製剤の種類（気管支喘息の適応がないビレーズトリも含む）

商品名	一般名	デバイス	1日回数	適応
エナジア	インダカテロール・グリコピロニウム・モメタゾン	ブリーズヘラー	1回	気管支喘息
テリルジー	フルチカゾン・ウメクリジニウム・ビランテロール	エリプタ	1回	高用量は気管支喘息のみ、低用量は気管支喘息、COPD、肺気腫、慢性気管支炎
ビレーズトリ	ブデソニド・グリコピロニウム・ホルモテロール	エアゾール	2回	COPD、肺気腫、慢性気管支炎

（8）ロイコトリエン受容体拮抗薬以外の抗アレルギー薬

第8、9章で紹介していますが、第二世代抗ヒスタミン薬、Th2サイトカイン阻害薬、ケミカルメディエーター遊離抑制薬、トロンボキサン阻害薬などがあります。気管支の収縮を引き起こす物質の放出を抑えたり、アレルギー炎症を起こす物質の産生を抑えたりします。

発作を止める薬「発作治療薬」（リリーバー）

全ての治療ステップに共通して、発作が起きたときに使うのが、発作治療薬（リリーバー）です。気管支を広げる働きがあり、すぐに効き目が現れます。しかし、気道の炎症を抑える働きはないので、根本的な治療にはなりません。長期管理薬を使わずに発作治療薬だけに頼っていると、気道の炎症が進み、喘息が悪化してしまいます。

リリーバーとしては基本的に短時間作用性β_2刺激薬（SABA）を使います。交感神経を刺激して気管支を広げる働きがあります。吸入薬としてはサルタノール（サルブタモール：エアゾール）、メプチンエアー（プロカテロール塩酸塩：エアゾール）、メプチンスイ

ングヘラー（同：スイングヘラー）、ベロテック（フェノテロール
臭化水素酸塩：エアゾール）などがあります。

　なお、ブデソニド・ホルモテロール配合剤（シムビコート他）で
長期管理を行っている場合は同剤を増悪治療にも用いることができ
ます（SMART 療法）。維持療法と頓用を合計した 1 日の最高量は
通常 8 吸入まで、一時的に 1 日合計 12 吸入まで増量可能です。

個々の患者の Treatable traits に介入

　「喘息診療実践ガイドライン 2024」には、成人患者に長期管理を
行う場合のフローチャートが掲載されています（**図 2**）。

　これに沿って解説すると、まず喘息と診断したら中用量 ICS/
LABA から開始します。コントロールが良好であれば、そのまま継
続もしくはステップダウンを検討します。コントロール不十分また
は不良の場合は「Treatable traits」を標的とした治療（Treatable traits
approach）を追加する方針が示されました。つまり喘息だけの治療
をするのではなく、個々の患者にとって喘息を悪化させる要因を取
り除くような介入をすべきだという内容で、こうした方針は海外で
もトレンドになっています。まさにプライマリ・ケア医（かかりつ
け医）の得意分野ではないかと思います。

　Treatable traits となる患者の特徴として、同ガイドラインでは「タ
イプ 2 炎症」「咳・痰・気流制限」「鼻炎」「胃食道逆流症（GERD）」
「不安 / うつ」「気道感染」「肥満」「閉塞性睡眠時無呼吸（OSA）」「喫
煙」「アドヒアランス不良」の 10 項目が示されました。

　適切と思われる Treatable traits approach を 1 つ以上追加してもコ
ントロール不十分、不良な例は専門医に紹介することになっていま
すが、喘息になった／悪化している背景を突き止めようとする姿勢
がより大事になったといえるでしょう。

166

図2 喘息治療のフローチャート（成人）

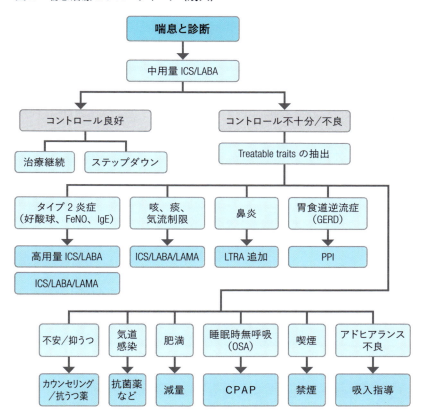

*コントロールの評価は同ガイドラインの図 3-1「喘息コントロールテスト（ACT）」で行う
　（コントロール不良：20 点未満、コントロール不十分：20〜24 点）

ICS：吸入ステロイド薬、LABA：長時間作用性β_2刺激薬、LAMA：長時間作用性抗コリン薬、
LTRA：ロイコトリエン受容体拮抗薬、PPI：プロトンポンプ阻害薬

タイプ 2 炎症（末梢血好酸球数 $\geq$ 300/uL、FeNO $\geq$ 50ppb、家塵（ハウスダスト）、ペットなどの特異的 IgE 陽性など）

出典：日本喘息学会「喘息診療実践ガイドライン 2024」（協和企画）

生物学的製剤は現在 5 種類

　ここからは発展編ですので簡潔にまとめます。吸入ステロイドを中心としたここまでの薬を適切に使えば、喘息患者の 8 割はコントロールできるようになりました。しかし、残りの 2 割はコントロール不十分で、このうち吸入手技やアドヒアランス、自己管理に問題がある患者を除いた約 1 割の患者は、高用量 ICS/LABA やトリプル製剤でも管理できない「重症喘息」とされます。

　そんな患者に対して、2009 年に初めて生物学的製剤の**オマリズマブ**が使えるようになりました。現在、生物学的製剤は 5 種類あります。主な違いを**表 7** にまとめます。最近の話題として、2024 年に**ベンラリズマブ**が 6 歳以上の小児に適応拡大されました。

表 7　生物学的製剤の種類と特徴（記載は気管支喘息に対するもの）

	抗 IgE 抗体	抗 IL-5 抗体	抗 IL-5 受容体α抗体	抗 IL-4/13 受容体抗体	抗 TSLP 抗体
一般名	オマリズマブ	メポリズマブ	ベンラリズマブ	デュピルマブ	テゼペルマブ
商品名	ゾレア	ヌーカラ	ファセンラ	デュピクセント	テゼスパイア
用量	血清総 IgE 値と体重に応じて投与量、投与間隔（2 週、4 週毎）を決定	6 〜 11 歳は 40mg、12 歳以上は 100mg を 4 週毎	年齢・体重に応じて 10mg、30mg を初回、4 週、8 週の後は 8 週毎	初回 600mg、以降は 300mg を 2 週毎	210mg を 4 週毎
併存疾患への適応	特発性慢性蕁麻疹、季節性アレルギー性鼻炎	好酸球性多発血管炎性肉芽腫症（EGPA）、鼻茸を伴う慢性副鼻腔炎	なし	アトピー性皮膚炎、結節性痒疹、鼻茸を伴う慢性副鼻腔炎、特発性慢性蕁麻疹	なし
気管支喘息への適応年齢	6 歳以上	6 歳以上	6 歳以上	12 歳以上	12 歳以上

「喘息診療実践ガイドライン 2024」の重症喘息治療のフローチャートを示します（**図 3**）。テゼペルマブは、重症喘息であれば全ての患者に使うことができます。残りの 4 種を含めた使い分けのポイントが血中の好酸球数です。好酸球数が 150/μL 以上であれば、基本的に 5 種すべての生物学的製剤が適応になります（オマリズマブには IgE の値による制限があります）。メポリズマブ（抗 IL-5 抗体）、デュピルマブ（抗 IL-4/13 受容体抗体）は鼻茸を伴う慢性副鼻腔炎が適応として追加されました。また、使用の際には呼気中の一酸化窒素濃度（FeNO）も目安になります。好酸球数が 150/μL 未満で FeNO が 25ppb 未満の場合は「タイプ 2 炎症なし」としてテゼペルマブ、ダニなどの通年性吸入抗原に感作していればオマリズマブも使えます。

図 3　重症喘息治療のフローチャート

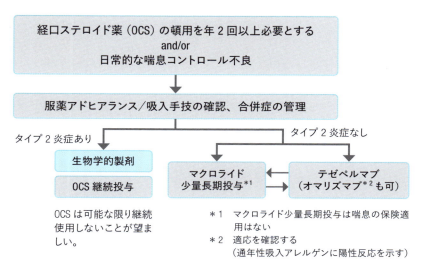

出典：日本喘息学会「喘息診療実践ガイドライン 2024」（協和企画）

テゼペルマブ、オマリズマブも含めた 5 種の生物学的製剤は、基本的にはタイプ 2 喘息に有効性が高いです。タイプ 2 喘息ではいくつもの薬剤が適応になっており、実際にどの薬を使うかは、費用、投与間隔、併存症、自己注射の可否、長期安全性を考慮して、患者と主治医が相談して決めることになります。

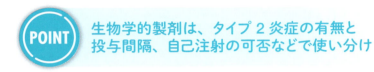

POINT　生物学的製剤は、タイプ 2 炎症の有無と投与間隔、自己注射の可否などで使い分け

第11章
便秘薬

濱田 博史

名古屋大学臨床感染統御学、浜田整形外科内科クリニック（愛知県美浜町）

【登場する主な薬】

酸化マグネシウム
ラクツロース
ポリエチレングリコール
センナ
ピコスルファート
センノシド
炭酸水素ナトリウム坐剤
グリセリン浣腸
ルビプロストン
リナクロチド
エロビキシバット
麻子仁丸

便秘は命に直結しない、あまり重要ではない疾患だと思っていないでしょうか。そのため、あまり根を詰めて勉強したことがない先生方も多いかもしれません。事実、日本において便秘は、以前は治療の選択肢が少なく、"未開"の領域でした。しかし近年、相次いで新しい機序の薬が承認され、日本で初めてとなる便秘症のガイドラインも誕生しています。現在、改めて注目されている便秘は、実は健康に過ごすに当たって非常に重要であり、また外来でもよく出会う症状です。

実際、海外のコホート研究によれば、便秘がある人は、便秘がない人に比べると全生存率が低下することが明らかになっています[1]。今回は、便秘の機序から入り、機序に応じた便秘の治療薬の使い方に関して記載しました。便秘の学習は最初だけ机上で行えば、その後、すぐに身に付いていきます。なぜなら有病率が非常に高いため、目の前の患者に対して知識を活用できる機会がどの先生にもあるからです。明日から使える知識だと思って、一読してみてください。

便秘の定義

まずは便秘の定義に触れます。「便秘症」という病名が使用されがちですが、あくまで、便秘というのは症状を指しています。実際、非常に多くの要因で起こる症状ですので、定義することが非常に難しいです。例えば日本初の便秘症ガイドラインとなった日本消化器病学会「慢性便秘症診療ガイドライン」[2]では、「本来体外に排出すべき糞便を十分量かつ快適に排出できない状態」と定義しています。また、その後に発表された日本消化管学会「便通異常症診療ガイドライン 2023 −慢性便秘症」では「本来排泄すべき糞便が大腸内に滞ることによる兎糞状便・硬便、排便回数の減少や、糞便を快適に排泄できないことによる過度な怒責、残便感、直腸肛門の閉

塞感、排便困難感を認める状態」とあります[3]。少し冗長に感じますが、それくらい定義しにくい症状ということです。

ここでは理解しやすくするため、

(1) 便の回数が少ない
(2) 残便感などの不快感がある
(3) 便が硬い

これら3つについて困っている状態だと認識してもらえればよいと思います。

日常診療をしていると、「残便感もなく、硬便でもなく、ただ排便が毎日ないことが気になるため薬が欲しい」という患者に一定数出会います。このような人は基本的には便秘症の定義からは外れますので、安易に薬を処方せず、まずは便秘について、患者とのコンセンサスを得ることを優先すべきです。

便秘症の機序

排便の仕組みを考えてみましょう。経口摂取した食べ物はおよそ24時間かけて、大腸まで到達します。そこまでの過程で（細かい胃や小腸での吸収の過程は割愛しますが）およそ90%程度の水分が吸収されています。それでもなお、大腸の最初の部分では、便はほとんど水のような状態です。肛門までの通過時間は24〜72時間で、その間に、便が形成されます。大腸では1日約0.8Lの水分が吸収されますので、およそ通過し終わるまでに1〜3L程度が吸収されます。通過が遅いと水分が余分に吸収されやすくなり、便は固くなります。逆に腸管の動きが過剰で通過が早すぎる場合は軟便〜下痢便になります。その他にも腸液の分泌や水分の吸収能の調整

ができない場合に便秘、下痢は起こります。

　機序が分かると原因が見えてくると思います。多くの便秘症は結腸の通過障害や、食物繊維と水分の摂取不足で起きています。他には直腸肛門機能の異常によって便秘は生じます。結腸は外部から調節する自律神経などの神経と、内部から調節する腸管神経叢によって蠕動運動を起こしますので、内容物や腸管外の要因、神経の障害によって蠕動運動が低下すると、便の通過が遅くなり便秘が生じるのです。代表的な原因疾患を**表1**に記載します。

表1　便秘を引き起こす主な原因疾患

大腸閉塞	大腸腫瘍、虚血性、憩室性、炎症性による狭窄
神経疾患	脊髄障害、パーキンソン症候群、自律神経障害、多発性硬化症、ヒルシュスプルング病
電解質異常	高 Ca、低 K
内分泌、代謝疾患	甲状腺機能低下、腎不全、尿毒症、糖尿病、妊娠
その他	薬剤性、強皮症、鉛中毒、アミロイドーシス

便秘の分類

ここまでの話を踏まえて、まずは慢性便秘の病態を分類していきます（**図1**）。

図1 便秘の分類（参考文献4を基に筆者作成）

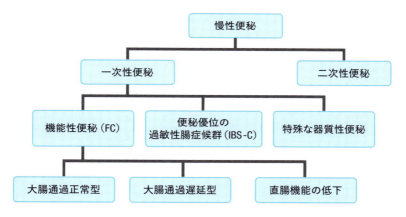

便秘症を分類する際は最初に、表1に載せた疾患により二次性に起きている便秘かどうかを考えます。ここは非常に大事です！ それは原疾患の治療をすれば改善する便秘があるからです。漫然と「いつもの便秘か」と診断し薬を出していると、腫瘍などの重大な疾患を見逃すかもしれません。日常診療の中では、便秘症に対する治療反応が悪かったら二次性を想起するというのも一つの手でしょう。まれな原因もありますので、疾患頻度に合わせてどの程度背景疾患を疑うかを決めるのがよいと思います。

それ以外の誘因となる疾患がない便秘から、まずは直腸瘤などの「特殊な器質性便秘」を除きます（直腸瘤に対しては修復術など外科的治療も適応になります）。その上で、「過敏性腸症候群のように

痛みを伴う便秘（いわゆる IBS-C）」「機能性便秘（FC）」に分けます。

　実臨床では、過敏性腸症候群と機能性便秘症はオーバーラップする部分も多く、一部の書籍などでは相互的な表記にしているものもありますので、区別がかなり困難だということはご留意ください。

　機能性便秘は「大腸の通過時間が正常のもの」「大腸の通過時間が遅延しているもの」「直腸の機能が低下しているもの」の3つに分けて考えます。なお、直腸機能が低下している患者は、明らかに便がたまることが多く、実際の臨床では、超音波やCTなどで判断できることが多いです。薬物治療ではないので省略しますが、骨盤底筋群運動やバイオフィードバック療法なども有効です。

　なお、結腸の通過遷延の有無を判断するには、単純X線に写るカプセルを内服して行う検査などがありますが、日本では保険適用外です。ごく一部の施設で1万〜2万円程度で行われているのみで、まだあまり一般的ではありません。そのため、現在は便の硬さや排便の頻度などから病態を判断していることが多いです。具体的には硬便であれば大腸通過遅延型、軟便なのに排便回数が少ない場合は大腸通過正常型と判断しています。

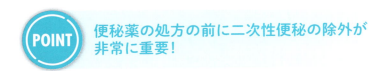

便秘の治療薬

　病態を理解できたところで治療薬について考えましょう。治療薬には非常に多くの種類があります。今回は日本で保険適用となっているものを中心に紹介していきます。治療の基本は、最初はマイルドな効果の薬剤から始め、受診のたびに様子をうかがい、徐々に薬を変更もしくは増量していくことです。具体的には、まずは浸透圧性下剤、膨張性下剤の2つが中心で、さらなる治療効果を期待するなら胆汁酸トランスポーター阻害薬、上皮機能変容薬、そして頓用で刺激性下剤を選択します。

　各薬剤の特徴を以下に、また182ページのフローチャートに病態ごとのお勧めの薬剤をまとめましたので確認してください。

（1）浸透圧性下剤

（a）塩類、糖類下剤（酸化マグネシウム、ラクツロース）

　浸透圧勾配を利用し、腸内の水分量を増加させることで便を軟化させます。塩類下剤は古参であることに加えて、値段が安いため、日本では多用されています。腎機能が悪い患者に対して酸化マグネシウムを投与する場合は、電解質異常（高マグネシウム血症）が出やすいため、定期的な採血でフォローすべきとされていますが、負担を考えると、筆者は腎機能が悪い患者には基本的に使わないようにしています。海外では、そもそも腎不全がなくても日本と比較して圧倒的に少量で処方されることが多いということも知識として覚えておいてください。

　ラクツロースは元々は肝性脳症などに以前から使用されていましたが2018年に日本でも便秘への適応拡大がなされています。こちらは腎機能、肝機能が悪くても使用できる点がメリット（むしろ肝機能が悪い人に積極的に使用する）です。デメリットは、結構甘

いことや錠剤ではなくゼリー剤なので、好みが分かれることです。

(b) 膨張性下剤（ポリエチレングリコール）

　腸管に到達するまで吸収されず、腸管で水分を吸収し、膨張することによって腸管の蠕動を促します。この機序から分かるように最も生理的に蠕動運動を促してくれます。効果に関しても、粉末製剤ですので微調整が可能です。以前から使用されている大腸内視鏡検査前処置の薬剤のように、大量に飲めば即効性も発揮します。

　蠕動運動が低下しているパターンの便秘症の方では、逆に腹部膨満感が出ることがありますので、硬便でおなかが張りやすいような症例では避ける方がよいと思います。海外では酸化マグネシウムなどの薬剤よりも優先して使用されることが多く、この点が日本の便秘診療における海外との最も大きな違いかもしれません。小児ではおそらく日本でも多く使用されるようになっていると思います。なお、この薬の良い適応になる患者に対しては、「食物繊維を積極的に取りましょう」という指導も効果的です。

（2）刺激性下剤

　刺激性下剤を処方したことがある人は多いのではないでしょうか。塩類下剤と双璧をなすほどよく処方されている種類の薬ですが、一般的な教科書や勉強会では最近、あまり積極的に推奨されていないことが多いです。大腸刺激性下剤としてセンナ、ピコスルファート、センノシド、直腸刺激性下剤として炭酸水素ナトリウム坐剤、グリセリン浣腸などがあります。

　ここ20年程度で大腸内視鏡の普及とともに、大腸偽メラノーシスという病態がかなり認知されるようになりました。これはセンナ、センノシド、後述する大黄（ダイオウ）などアントラキノン系の刺激性下剤を長期使用することで、大腸変性が起きて機能低下を起こ

178

すというものです。まだこの変性が大腸癌と関連するかは決着がついていませんが、結果的に避けられる傾向があります。ですが、即効性があり直近で困っている便秘症に対しては、非常に良い薬です。漫然とした長期投与が問題ですので、患者の症状が安定するまでのつなぎや、お守り代わりとして少量処方するなど、頓用での使用を指導するのがよいと思います。

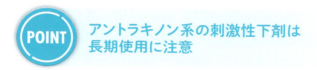

POINT　アントラキノン系の刺激性下剤は長期使用に注意

（3）上皮機能変容薬

（a）ルビプロストン

　2012年に保険適用された薬剤です。腸管上皮のクロライドチャネルを活性化することで、腸管内への水分分泌を促進し、便の水分量を増やすのが主な機序ですが、その他にも求心性神経を介した大腸の痛覚伝達を抑制する作用があり、腹痛も減らす効果があります。機序が異なるため、浸透圧性下剤や刺激性下剤などの従来の薬剤では効果が乏しかった患者にも有効なことが多く、追加での効果も期待できます。IBS-Cのような腹痛を伴う便秘患者が良い適応だと思います（ただし適応は便秘症のみでIBS-Cはなし）。デメリットは副作用として悪心・吐き気が他の薬剤より起きやすく、筆者は少量から開始するようにしています。また動物実験で流産率が高かったため、妊婦は禁忌とされていますので注意が必要です[5]。

（b）リナクロチド

　この薬剤は、腸管にあるグアニル酸シクラーゼC受容体（GC-C

受容体）を活性化させ、消化器症状を改善する薬です。大腸の痛覚伝達を抑制するため腹痛を伴う便秘症に対しても効果があります。使用感としては便秘改善効果は強く、ルビプロストンが悪心で使用できない人にも使えますし、IBS-C のような方に対しても効果が期待できます（IBS-C にも適応あり）。

　ただし、食中毒の際の毒素による下痢症と機序が類似していることもあって、下痢が出現することが多いです。実際の経験上でも、使用した患者の 5％程度が下痢を理由に服薬を中止してしまいます（便秘症状は治っているということですが）。減薬によって継続できることがありますので、少量からの投与がよいでしょう。

（4）胆汁酸トランスポーター阻害薬（エロビキシバット）

　この薬剤の機序を簡単に書くと、大腸に流入する胆汁酸を増やす効果によって便秘を改善します。胆汁酸は大腸の蠕動運動を亢進させる作用があります。効果発現時間が 5.6 時間と比較的短いのも特徴です。刺激性下剤と少し似ていますが、この薬剤によって起きる蠕動運動は生理的な蠕動運動と類似しているため、刺激性下剤よりもマイルドに便秘症に効いてくれます。実は LDL コレステロールも少し下げると言われており[6]、その他の生活習慣病などが多い高齢の方に使用することが多いです。

（5）漢方薬

　漢方は水分と蠕動運動の 2 つのみに絞った考え方とは少し異なり、下剤というよりも調整薬といった立ち位置がよりしっくりくるかと思います。大黄や麻子仁を含む麻子仁丸や、塩類下剤である芒硝（ボウショウ）などが含有された漢方薬が使用されます。注意すべき点は、大黄含有のものはアントラキノン系の刺激性下剤と同様に大腸偽メラノーシスになり得るという点です。市販薬に含まれて

いるものを連用している患者もいるため、漫然と服用するのは避けるよう指導しましょう。

(6) その他の薬剤

5-HT$_4$受容体刺激薬が便秘に有効だというエビデンスは多数あり、海外ではプルカロプリドという名前で適応が通っていますが、日本では便秘症に保険適用されている薬はありません。また、便秘症に多く処方されている実態がある整腸薬（プロバイオティクス）は、成分が薬によってまちまちであり、効果が一概に言及できないため、ガイドラインでの推奨度は高くありません。

これらを踏まえ、便秘薬を出すとき、個人的には大枠として以下に示すフローチャートのように考えています（次ページ図2）。二次性便秘や特殊な器質性便秘、直腸機能の低下がある人はそれぞれ適した治療を行いつつ、他の人には浸透圧性下剤を考えます。ここで腎機能の低下があれば塩類下剤は避け、大腸通過遅延型の人には膨張性下剤を避けます。その上で、効果が不十分であれば胆汁酸トランスポーター阻害薬、上皮機能変容薬など他の薬に切り替えていきます。IBS-Cの側面がある患者には上皮機能変容薬が特に良い適応になります。繰り返しになりますが、刺激性下剤は即効性があるため、症状が安定するまでは頓用で処方すると患者満足度を高めます。もちろん、これらの薬物投与などの前に水分や食物繊維の摂取、トイレ習慣などの指導を実施するのがよりよい形となります。

浸透圧性下剤をまず考えつつ、
効果不十分なら別の薬に変えていく

図2　便秘の治療フローチャート

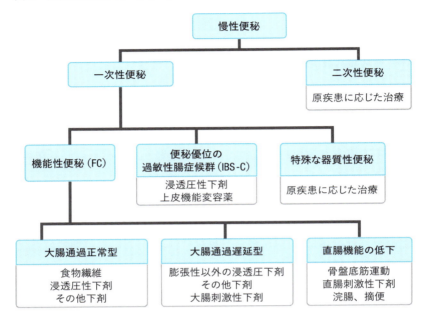

　最後に主な薬の1日薬価（2024年9月現在）をまとめました（**表2**）。便秘症は長年付き合っていく疾患ですので、薬剤費が積み重なるとそれなりに差が出てきます。処方の際に参考にしてみてください。

プライマリ・ケア医のための
基本薬の**使い分け**

11

便
秘
薬

表2　主な便秘薬の薬価

カテゴリ	薬剤名	価格（円）※
プロバイオティクス	酪酸菌配合剤（ビオスリー他）	17〜34
腸内浸透圧亢進	酸化マグネシウム	17
	ポリエチレングリコール（モビコール）	118
	ラクツロース（ラグノスNF経口ゼリー）	99
腸管蠕動運動の亢進	ピコスルファート（ラキソベロン他）	12〜18
	センナ（アローゼン他）、 センノシド（プルゼニド他）	6〜13
胆汁酸トランスポーターの阻害	エロビキシバット（グーフィス）	168
上皮機能の変容	ルビプロストン（アミティーザ）	200
	リナクロチド（リンゼス）	69〜138
漢方薬	麻子仁丸	74〜93

※成人向けに一般的に使用する用量の1日薬価（2024年9月現在）

［参考文献］

1）Chang JY, et al. Am J Gastroenterol.2010;105:822-32.
2）日本消化器病学会「慢性便秘症診療ガイドライン」（2017）
3）日本消化管学会「便通異常症診療ガイドライン2023 —慢性便秘症」
4）F Mearin, et al. Gastroenterology.2016:S0016-5085(16)00222-5.
5）アミティーザカプセル インタビューフォーム.2018年11月改訂第13版
6）Matsuyama M,et al. Front Med (Lausanne).2022;8:780127.

第12章
過敏性腸症候群治療薬

横尾貴史
土庫病院（奈良県大和高田市）消化器・肛門病センター

【登場する主な薬】

トリメブチンマレイン酸塩
ポリカルボフィルカルシウム
プロバイオティクス
ラモセトロン
ロペラミド
コレスチラミン・コレスチミド
半夏瀉心湯
酸化マグネシウム
ポリエチレングリコール
ラクツロース
リナクロチド
大建中湯
メペンゾラート臭化物
桂枝加芍薬湯

敏性腸症候群（以下 IBS：Irritable Bowel Syndrome）は機能
過　　性疾患であり、器質的疾患を除外した上で成立する疾患概
念であるため、その実態を把握することが困難です。加えて IBS に
は便秘型・下痢型・混合型などが存在し、他の機能性疾患もオーバー
ラップするために多様な訴えが出現します。患者の声をよく聞き、
症状に合わせて治療薬を選択していくことが重要となります。本稿
では、日本消化器病学会「機能性消化管疾患診療ガイドライン
2020 －過敏性腸症候群（IBS）」[1] に記されている薬剤を症状別に使
い分けられるようになることを目標に解説を行います。

IBS の診断

　患者が腹痛もしくはその関連症状を訴え、便通異常なども伴う場
合には ROME IV の診断基準[2] に照らし合わせて IBS の可能性を
考えます。ROME IV の診断基準では、腹痛が最近 3 カ月の中の 1
週間につき 1 日以上を占め、（1）排便に関連する、（2）排便頻度
の変化に関連する、（3）便性状（外観）の変化に関連する――の
うち 2 項目以上の特徴を示す状態を IBS としています。

　ただし、最近 3 カ月間は基準を満たし、少なくとも診断の 6 カ
月以上前に症状が出現している必要があるとされ、症状の持続期間
が重要です。機能性疾患ですから腸の“動き”の問題ということに
なり、患者の腸が一定の傾向を持って症状を出現させやすい状態か
どうかが判断基準になる、と考えれば理解しやすいかと思います。

　一方で感染性腸炎後に腸炎様症状が持続する人（PI-IBS：Post-
Infectious IBS）が一定数いて（系統的レビューでは 11.5％）[3]、感
染性腸炎が長引いていると感じる場合には PI-IBS の可能性にも注
意が必要です。この場合、症状持続期間の ROME IV の要件に達し
ていなくても IBS 治療を開始してみるというのも一つの手です（「腸

管感染が治癒している」という条件付きであることが重要です。詳しくは後述します）。

いずれにせよ最も重要なのは大腸内視鏡検査などを行い、大腸癌や炎症性腸疾患（IBD：Inflammatory Bowel Disease）などの器質的疾患を除外した上でようやく機能性疾患として対応可能となることです（**図1**）。

図1　IBSの診断に至るまで

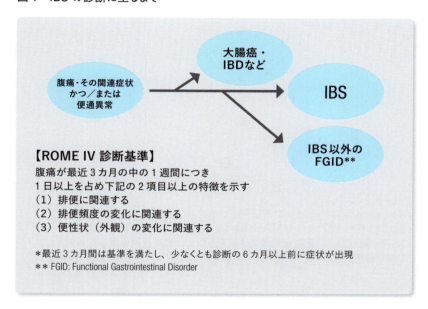

患者にもこの点は入念に話をしてから検査を受けてもらうことが必要です。その上で、冒頭にお話しした通り、IBSも含め、逆流性食道炎や機能性ディスペプシア（FD：functional dyspepsia）、下痢、便秘などの機能性消化管疾患（functional gastrointestinal disorder）は、お互いオーバーラップします[4]。IBSの症状が前景に出ていたとしても、心窩部痛や食後の早期膨満感などの症状も訴える場合には、

それぞれの治療を適宜、追加していきましょう。

IBSの診断がつけば便通異常の内容によって分類を行います。普段の排便状況で便秘の割合が25％を超えるならば便秘型IBS、下痢の割合が25％を超えれば下痢型IBS、両者が交じるならば混合型IBSといった具合に分類（**図2**）[2]し、その分類に応じて治療薬の選択を行います。

図2　IBSの分類

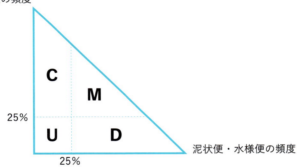

・IBS-C（便秘型IBS）：硬便 or 兎糞状便が25％以上、軟便 or 水様便が25％未満
・IBS-D（下痢型IBS）：硬便 or 兎糞状便が25％未満、軟便 or 水様便が25％以上
・IBS-M（混合型IBS）：硬便 or 兎糞状便が25％以上、軟便 or 水様便も25％以上
・IBS-U（分類不能型IBS）：便性状異常の基準がIBS-C、D、Mのいずれも満たさない

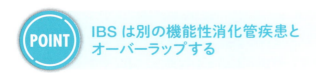

POINT　IBSは別の機能性消化管疾患とオーバーラップする

本稿ではIBS治療薬を、どちらの便通異常があっても使用可能な「基本治療薬」、「下痢型に対する治療薬」、「便秘型に対する治療薬」、「腹痛を伴う場合の治療薬」、いずれも効果に乏しい場合の「2nd lineの治療薬」といった具合に分類して解説していきます。最初に、今回紹介する治療薬の一覧と適する病態をまとめます（**表1**）。

表1　IBS治療薬の一覧

	下痢型	便秘型	腹痛
トリメブチンマレイン酸塩	◎	◎	◎
ポリカルボフィルカルシウム	◎	◎	◎
プロバイオティクス	○	○	○
ラモセトロン	◎	×	○
ロペラミド	○	×	×
コレスチラミン・コレスチミド	○	×	×
半夏瀉心湯	○	×	×
非刺激性下剤	×	○	×
刺激性下剤	×	△	×
リナクロチド	×	◎	◎
大建中湯	×	◎	○
抗コリン薬（メペンゾラート臭化物）	○	×	○
桂枝加芍薬湯	○	○	◎
抗うつ薬	◎	△	◎

IBS の基本治療薬

（1）消化管運動機能調節薬

　IBS に対して 1984 年から使用されている**トリメブチンマレイン酸塩**は末梢性オピオイド μ 受容体および κ 受容体作動薬であり、二面性の作用機序を持つ薬剤です。交感神経が活性化している状態ではアドレナリン分泌を抑制し、消化管運動を亢進させます。一方で副交感神経活性化状態ではアセチルコリン（Ach）分泌を抑制し、消化管運動を抑えるため、下痢・便秘が交じることの多い IBS ではどのような状態でも最初に処方することができる基本治療薬であると理解できます。

　この薬剤のみで「症状が一定程度改善した」と話してくれる患者も多く、コアなファンが多い薬剤ですが、大変残念なことに 2024 年 9 月末段階で流通が不安定で、処方できない場合は一般用医薬品（OTC 医薬品）を購入してもらわなければならない場合があります。

（2）高分子重合体

　非溶解性・高吸水性ポリマーである**ポリカルボフィルカルシウム**（商品名コロネル、ポリフル他）も、トリメブチンマレイン酸塩と同様、二面性の作用機序を持ち、IBS の基本治療薬として分類できる薬剤です。簡略化して言うと「食物繊維の薬剤」のようなもので、便への水分量を調節してくれるものと認識してください。

　下痢型 IBS に対しては大腸通過時間延長・排便回数減少・便性状／腹痛の改善が認められており、便秘型 IBS に対しては大腸通過時間短縮・排便回数増加・便性状／腹痛の改善が認められています。また、便失禁に対しても治療効果が認められており、日本大腸肛門病学会「便失禁診療ガイドライン（改訂第 2 版）」[5] にも軟便を伴

う便失禁に対する投与が「強い推奨」とされている薬剤であるため、「下着が汚れる」などの訴えがある患者には試してみるべき薬剤となっています。

(3) プロバイオティクス

ヒトに有益な効果をもたらす生きた微生物の総称で、乳酸菌などが代表的なものとなります。作用機序の詳細は不明ですが、腸管上皮のバリア機能強化などにより症状緩和をもたらすとされています。こちらも有益であっても害は認められないため、基本治療薬として考えることができるでしょう。

下痢型 IBS の治療薬

下痢型 IBS を治療する上で最も重要なことは、処方開始前に腸管感染症を必ず除外すべきだという点です。下痢型 IBS の治療薬は基本的に下痢を止める作用があるため、感染症が合併していると状態の悪化を招きます。

前述した PI-IBS の場合でも、腸管感染が明らかに治癒していると考えられるであろう時期（発症から約 1 カ月以降だと筆者は考えています）からの治療薬開始を検討すべきです。具体的には発症から約 1 カ月たったら、まずは先ほど取り上げた基本治療薬を 2 〜 4 週間使用し、その上で下痢型 IBS 治療薬の使用に移行すべきであると考えています。

(1) 5-HT$_3$ 受容体拮抗薬

5-HT$_3$ 受容体を阻害することで過剰なセロトニンの作用を抑える作用を持つラモセトロン（イリボー）は、排便亢進や下痢を抑制するとともに、大腸痛覚の過敏性も抑制するとされており、腹痛・腹

部不快感を含むIBS症状を有意に改善するとされています。RCTでは男性5.0μg、女性2.5μgで効果を示しており、女性の場合には便秘・硬便が現れやすく少量で投与することが重要です。

(2) 止痢薬

ロペラミド（ロペミン他）、タンニン酸アルブミン、コレスチラミン（クエストラン）・コレスチミド（コレバイン）、半夏瀉心湯などを指しますが、止痢作用には期待できるもののIBS症状を改善するわけではない点に注意が必要です。どうしても下痢が止まらず、日常生活に支障が大きく出ているという訴えの強い患者が対象となるでしょう。特にコレスチラミン・コレスチミドは脂質異常症治療薬である陰イオン交換樹脂であり、その副作用を逆手に取る形になるため、IBSの適応がないということは知っておく必要があります。ただ、頑固な下痢に対してこれらの薬を処方することでようやく奏効したという経験を持っているため、筆者にとっては"奥の手"的な薬剤となっています。

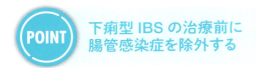

POINT 下痢型IBSの治療前に腸管感染症を除外する

便秘型IBSの治療薬

便秘型IBSに対しての重要なポイントは、基本的に慢性便秘への対応を行うということです。特に、「刺激性下剤の連用を避けること」と「来院頻度に注意を払う」という点が重要です。

漢方（大黄）を含めてアントラキノン系薬剤である刺激性下剤を長期に連用すると腸管粘膜が黒くくすみ、弛緩して蠕動が弱まりま

す。この状況を大腸偽メラノーシスといい、結果的に症状の悪化と常用量の増加を来し、悪循環を生み出します。刺激性下剤は、原則レスキューでの使用のみとすることが寛容です。そのため、まずは非刺激性下剤である、**酸化マグネシウム**、**ポリエチレングリコール**（PEG）製剤（モビコール）、**ラクツロース**（成人向けはラグノス）などを使用し、経過を見ることになります（第11章参照）。

そして、もう一つのIBS治療のポイントとして重要なのが、一気に長期間処方を行わないことです。便秘型IBSの治療薬は患者の自己調節が重要になりますが、最初のうちから自己調節ができる人は多くありません。1〜2週間程度、場合によっては数日の間隔で来院していただき、症状の変化を見ながら投与量ならびに投与薬剤の見直しが必要となります。

（1）粘膜上皮機能変容薬、胆汁酸トランスポーター阻害薬

リナクロチド（リンゼス）は、近年登場した粘膜上皮機能変容薬のうち、本邦で唯一IBSに対して保険適用されている薬剤です。求心性神経の痛覚過敏を改善することにより腹痛・腹部不快感に効果があると言われています。処方感としては即効性に優れ、朝服用すると昼頃には排便があるといった感じです。便秘は改善していないけれども腹痛だけ改善したという患者もいます。腹痛をメインで訴える人には試してみてよい薬剤かもしれません。

他に、小腸上皮頂端膜に存在するClC-2クロライドチャネルを活性化し、腸管内への水分分泌を促進する**ルビプロストン**（アミティーザ）や、回腸末端部の上皮細胞にある胆汁酸トランスポーター（IBAT）を阻害し大腸管腔内に流入する胆汁酸量を増加させる**エロビキシバット**（グーフィス）も、IBSに対しては保険適用外ではあるものの、便秘に対しては非常に有用な薬剤です。ルビプロストンの処方感は緩徐に効果が出てくる印象であり、強い腹痛などを生じ

にくく人気のある薬剤です。小腸内への腸液増加を来すため、高用量で吐き気・腹部不快感が生じ、特に若年女性でこの副作用が生じやすいため注意が必要です。

　エロビキシバットは食事の 30 分前に服用しておくことで食事のタイミングで放出される胆汁酸に作用します。結果として、腸管蠕動の促進と腸管内への水分分泌の"デュアルアクション"に効果が期待できますが、食事までの時間が短かったり、食後に服用したりなどすると準備が足りず効果が不十分となる点に注意が必要です。アントラキノン系薬剤を除いて腸管蠕動を刺激することができる唯一の薬剤ですから非常に有用なものの、特にIBSを合併している便秘患者には腹痛の副作用に注意が必要です。患者には服用を継続することで腹痛が治まってくることを案内しておきましょう。

(2) 大建中湯

　大建中湯は生姜・人参・山椒が主成分であり、腸管血流を上昇させ腸管運動を促進させることができる薬剤です。効果はマイルドであるものの、RCT で結果を出している重要な薬剤となります。補助的に処方してみるのもよいかと思います。

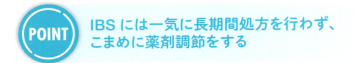

IBS に伴う腹痛治療薬

(1) 抗コリン薬

　チキジウム臭化物（チアトン他）、ブチルスコポラミン臭化物（ブスコパン他）、チメピジウム臭化物（セスデン他）、メペンゾラート

194

臭化物などがありますが、特にメペンゾラート臭化物は 1967 年に IBS 治療薬として国内販売開始となった歴史ある薬剤でした。平滑筋弛緩作用により IBS の蠕動痛に効果を発揮するとされていますが、抗コリン薬であるため口渇・便秘・心悸亢進などの副作用に注意が必要です。先発医薬品のトランコロンは 2023 年に販売中止となり、後発医薬品（メペンゾラート臭化物錠 7.5mg「ツルハラ」）も 2024 年 9 月現在で「原薬メーカーからの原料入手困難により限定出荷」とされています。手に入らない地域では、その他の薬剤で代用する必要があります。

（2）桂枝加芍薬湯

芍薬甘草湯がこむら返りに使用されるのは有名かと思いますが、桂枝加芍薬湯にも含まれる芍薬の成分が回腸平滑筋において迷走神経からの Ach 分泌を抑制させるため消化管運動調整作用並びに鎮痙作用を介して下痢・腹痛を改善させるとされています。桂枝加芍薬湯には甘草が含まれており、この主成分であるグリチルリチンが影響して低カリウム血症や偽アルドステロン症を発症する可能性があるため、投与量・期間に注意する必要があります。漫然と連用しないことに加え、併用薬や基礎疾患にも注意しながら、1 日の服用量を少なめにしておくことも重要かと思います。

2nd line の治療薬

（1）精神面の薬

脳と腸は自律神経やホルモン、神経伝達物質などを介して相互に影響し合っており、これを「脳腸相関」と言います。IBS では精神的な影響も非常に大きいと認識しておくことが重要です。

ストレスによる胃腸障害が生じた場合、消化器内科の観点から見

ればIBSやFDであったりするのでしょうが、心療内科の観点から見れば身体表現性障害ということになります。「学校に行く時間になると腹痛が出て家を出られない」といったお子さんに対して精神的に作用する薬剤を検討した経験もあるのではないでしょうか。

　本稿をご覧になっている先生方ご自身で処方するのはハードルが高いということであれば、適切な心療内科へ紹介することも有用だと考えます。もし、処方する場合はセロトニン選択的阻害薬（SSRI）は便秘型IBSに対して安全に使用可能とされているため、お勧めです。三環系抗うつ薬では副作用や脱落例が多く、抗不安薬では依存性の問題があるため、あまりお勧めできません。

　過去の自験例で、どんな治療薬を使用しても反応がなかった下痢型IBSの患者がいました。この人にストレスがないかどうか聞いても「何もない」と答えます。しかし、IBS症状が出現するタイミングを詳しく聞くと、「離婚して別居している子どもと遊ぶときに症状が出る」と話してくれました。そこで試しにSSRIを処方したところ、自然にIBSの訴えも減少していきました。このケースから学ぶべきことは、本人がストレスと感じていなくても、精神学的アプローチが効果的な場合もあるということです。やはり詳細な病歴聴取は重要であると考えます。

 ストレスが「ない」と言うIBS患者もしっかり病歴聴取を

（2）その他の薬

IBS の原因の一つとして食物アレルギーの存在が考えられています。そのため、抗アレルギー薬を検討することも治療抵抗性 IBS には有用かもしれません。

また、本稿をご覧になっている先生の中には、上部消化管内視鏡検査を行っている人もいると思いますが、検査時に使用するメントール液で胃の蠕動が止まり観察しやすくなったという経験をお持ちではないでしょうか。補完代替医療（CAM：Complementary and alternative medicine）として、**ペパーミントオイル**は Ca チャネルを介し平滑筋を弛緩させ IBS 症状を緩和するとされています。ペパーミントオイルを有効成分とする OTC 薬があるため、腹痛を訴える患者に対して案内する場合があります。

まとめ

IBS の症状に応じて病型を分類し、それぞれに対する治療薬を解説しました。治療薬選択の際は、極力、副作用などのリスクの少ないものから選択し、他の疾患の合併がないか常に注意を払う必要があります。治療抵抗性の場合は抗うつ薬の併用も考えますが、最終的には医師が診療現場で実施する簡易精神療法（傾聴・受容・支持・保証）も効果的であり、根気強く患者さんと向き合うことが重要であると考えます。

［参考文献］

1）日本消化器病学会「機能性消化管疾患診療ガイドライン 2020—過敏性腸症候群（IBS）（改訂第 2 版）」（2020）
2）Lacy BE, et al. Gastroenterology. 2016;150:1393-407.
3）UC Gohoshal. Gut Liver 2022;16:331-40.
4）Locke GR, et al. Neurogastroenterol Motil.2005;17:29-34.
5）日本大腸肛門病学会「便失禁診療ガイドライン（改訂第 2 版）」（2024）

第13章
糖尿病治療薬（基礎編）

小林 尭広
防衛医科大学校病院総合臨床部

【登場する主な薬】

メトホルミン
SGLT2 阻害薬
GLP-1 受容体作動薬
アンジオテンシン変換酵素（ACE）阻害薬
アンジオテンシン II 受容体拮抗薬（ARB）

……基礎編では薬のクラスごとに解説しています。
具体的な薬剤が登場する応用編は次章。

こ␣からの2章は、2型糖尿病に対する経口薬の話をします。
基礎編では、糖尿病治療における目標設定の重要性とそれに応じた薬の選択について、応用編では、患者像に基づいた具体的な処方例を記載します。結論から先に書くと、糖尿病患者に対して内服治療を行う場合、次の2点が最も重要になります。

- 経口血糖降下薬を使用する目標とタイミングを理解する
- 治療のゴールを患者ごとに意識しながら、相対的に薬剤を決めていく

糖尿病治療薬選択の大原則

禁忌がなければ **メトホルミン**
＋
求める効果（図1）に応じて
SGLT2 阻害薬・GLP-1 受容体作動薬

図1 血糖降下薬の効果イメージ（参考文献1を基に筆者作成）

心血管
SGLT2 阻害薬
GLP-1 受容体作動薬
メトホルミン

腎臓
SGLT2 阻害薬

体重
GLP-1 受容体作動薬
SGLT2 阻害薬
メトホルミン

最初に

　では、2型糖尿病における経口血糖降下薬の使い分けについて解説していきましょう。

　メトホルミン一択 (Just Metformin) と言われていた時代（※）から時は流れ、GLP-1 受容体作動薬と SGLT2 阻害薬の登場により、経口血糖降下薬の選択肢が増えました。そのため、非専門医であっても、経口血糖降下薬の使い分けが求められる時代になったといえるでしょう。

　※世界的に第一選択がメトホルミン一択、その他の薬剤は横並びという時代がありました（米国糖尿病学会の推奨では 2021 年まで唯一の第一選択でした[2]）。国内では SU 薬や DPP-4 阻害薬が第一選択のごとく使われる時代もありました。「そんな時代もあったんだなぁ」くらいの認識でよいです。

　それでは、経口血糖降下薬を使用するタイミングと、その使い分けについて、非専門医がまず覚えておくべきミニマムエッセンスを考えていきます。基礎編では、細かな薬の使い分けの前に、意識しておくべき大原則について確認しましょう。エビデンスの有無については、同じ薬剤の分類（クラス）の中でもあるものとないものがあります。話を分かりやすくするために、ひとまずこの章では大まかな薬のクラスごとに話を進め、細かな薬剤名は次の章（応用編）で解説していきたいと思います。先ほどの**図1**を見ながら、以下の項目を読み進めてください。

2 型糖尿病の診断

2 型糖尿病の診断基準について、**図 2** にまとめます[3]。

図 2　米国糖尿病学会が提唱する診断基準

（1）～（3）のうち「同時に 2 つ以上」または
「時間を空けて 2 回」該当すれば診断可。（4）は単独で診断可

（1）HbA1c ≧ 6.5%

（2）空腹時血糖 ≧ 126mg/dL（8 時間カロリー摂取なしで）

（3）75g 経口ブドウ糖負荷後 2 時間の血糖 ≧ 200mg/dL

（4）高血糖の典型的な症状、高血糖緊急症、随時血糖 200mg/dL 以上

　一般的な外来のセッティングでは、図 2 の（1）（2）を同時に満たせば 2 型糖尿病と診断できると覚えておけばよいでしょう。（3）のブドウ糖負荷試験は一般外来で行うのは現実的ではありませんし、（4）は臨床的に明らかに疑わしい状況ですので、高血糖の対応をしながら同時に診断できるイメージです。臨床現場では、（1）あるいは（2）だけが当てはまり、確定診断に至らないケースに遭遇することが多々あります。後述しますが、診断したらすぐに全例で血糖降下薬を開始するわけではありません。確定診断できずに悩むのではなく、診断にあと一歩という時点であれば、生活アドバイスだけでも始めておくのがよいと思います。

　また、2 型糖尿病と診断した際に、確認しておいた方がよいものについて**表 1** にまとめます。

表1　2型糖尿病と診断する際のチェック項目（太字は重要な項目）

〈病歴〉

既往歴の確認（心血管疾患・心不全）

生活歴（食生活、飲酒、喫煙、職業、家庭環境など）

〈検査〉

血算・肝機能・腎機能・空腹時血糖・HbA1c・LDL

血圧（外来血圧・家庭血圧の測定依頼）

ABI

抗 GAD 抗体、IA-2 抗体

〈診察〉

皮膚評価（足の裏も含めて）

神経診察（下肢モノフィラメント・振動覚）

眼科紹介（糖尿病眼合併症の検索）

　これらの項目については、絶対的な指標や推奨はなく、あくまで私見にはなりますが、参考にしてください。施設によっては実施できないものもありますが、太字の項目は特に意識してチェックするようにしましょう。中でも眼科受診については、忘れがちなので注意してください。糖尿病網膜症などの眼合併症を早期発見する目的で、必ず眼科に紹介し、年1回程度、定期的に眼科を受診しているかどうかも継続的にチェックします。ちなみに、2024年度診療報酬改定では糖尿病の管理を「生活習慣病管理料」という報酬項目で行うようになりました。この生活習慣病管理料の算定要件には「年1回程度眼科受診を行うよう指導すること」が盛り込まれています。

　ここからは、2型糖尿病の治療の話に入っていきます。インスリン製剤をはじめとして、2型糖尿病の治療に分類されるものは多数ありますが、本稿および次の応用編は経口血糖降下薬の使い分けが主な内容になります。

経口血糖降下薬を始める前に～患者の理解と協力を得るために～

　経口血糖降下薬を始める前に、2型糖尿病の診断、治療、今後の生活の注意点などについて、必ず患者からの理解と協力を得ることを心がけましょう。

　2型糖尿病には様々な治療薬がありますが、治療薬の投与だけで完治または完全に管理できるのであれば、誰も苦労しません。実際には、食生活を含めた、普段の生活習慣を変えていくことが必要です。運動習慣と食生活改善を意識的に取り入れることで、経口血糖降下薬をやめることができる症例も時々経験します。逆に、生活習慣が改善できず、どんどん治療薬が増えてしまう症例も多く経験します。それだけ、人間の行動変容というものは難しいといえます。

　2型糖尿病は、心血管疾患、糖尿病性腎症、糖尿病網膜症、神経障害、皮膚障害など様々な合併症を引き起こします。こういった情報を患者に提供すること自体は簡単ですし、ついつい我々は、情報提供をしただけで満足してしまいがちです。ただ、医療従事者ではない人が、短時間で病態を理解し、明日からすぐに理想的な生活を送ることは困難です。人間の行動を変えるのはそこまで簡単ではありません。医学的知識を有する医療従事者全員が、模範的で健康的な生活を送れているわけではないでしょう。

　さらに、医療従事者である私たちが2型糖尿病と診断されたとしましょう。今日から野菜中心の自炊の食生活に切り替えて、有酸素運動を毎日行って、健康的な生活をすぐに送ることができるでしょうか。患者の生活状況を徐々に把握しながら、実際に患者が実践できるかどうか、伝えたことを実践できているかどうか、外来で継続的に確認するようにしたいところです。私も忙しい外来ではついつい疎かになりがちなので、自戒の意味も込めて本稿を記載しています。繰り返しになりますが、糖尿病に関する医学的知識を伝え

るだけで満足しないように心がけていきましょう。

2 型糖尿病の治療〜何を目標にするのかを考える〜

なぜ 2 型糖尿病の治療が必要なのでしょうか。そしてその目標は何なのでしょうか。何事も目的を明確化することが大事ですし、このゴールを意識することで、血糖降下薬の選択をすっきりさせることができます。

先ほどの糖尿病の診断基準のところでも登場した、米国糖尿病学会の文献を見てみると、大きく分けて以下の 2 つが、血糖降下療法における目標（Goal）として記載されています[1]。

（1）**心血管疾患・腎疾患**のリスクが高い患者であれば、リスクを下げる
（2）血糖と**体重**の目標達成と維持

簡単にまとめると、以下のように 4 つのゴールにまとめられます。

2型糖尿病での血糖降下療法のゴール

心血管リスク⇩
腎疾患リスク⇩
体重の適正化
血糖の適正化

血糖は治療介入の効果が数値で出ますので分かりやすく、ついつい「血糖の適正化」ばかりに注目しがちです。では他の3つはいかがでしょうか。

心血管・腎疾患リスクの軽減はリアルタイムで把握できません。体重も「個人の努力次第」みたいに突き放されがちですが、血糖の適正化と同じくらい大事です。つまり、「血糖降下薬のゴールは、血糖を下げるだけではない」ことを意識するのが重要になります。

2型糖尿病は先ほど記載した通り、多くの心血管関連、腎疾患の合併症を引き起こします。心血管合併症、腎疾患をはじめとした合併症による死亡を減らすことが重要です。ただ、未来に起きるかもしれない合併症を基準に治療法を調整することは困難です。そのため、血糖値やHbA1cなどの分かりやすい指標を基に、私たちは治療薬を調整します。「何を当たり前のことを」と思われるかもしれません。しかし、何事も根拠を明確にすることが大事です。

ACCORD試験と呼ばれる研究をご存じでしょうか。中高年の2型糖尿病患者で、心血管疾患あるいは心血管疾患のリスクがある人たちに対して、HbA1c＜6.0％と厳しい血糖降下目標を設定したところ、HbA1c 7.0〜7.9の緩い目標群と比べて、死亡が増えてしまい（ハザード比1.22、95％信頼区間1.01-1.46、P＝0.04）、途中で中断されたという研究です[4]。つまり、良かれと思って厳格に血糖を下げていたら、逆に死亡が増えてしまうということが示唆されたのです。先ほどの4つのゴールとも重なりますが、血糖降下だけを目標にしない方がよいというメッセージの大元ともいえるでしょう。

どの治療薬もそうですが、何のために処方しているのか、どういう効果を期待しているのか、目の前の患者にメリットがあるのか、常に考えながら処方するのが重要です。

2型糖尿病の治療となると、ついつい目の前の血糖値の上下にと

らわれがちです。患者自身もそうですし、私たち医療従事者もそうです。今回のテーマの経口血糖降下薬だけでなく、そのほかの治療薬にも当てはまることですが、推奨通りのアルゴリズムで機械的に処方するのが医療ではありません。人間である医師が処方をする意味は、患者と一緒に治療のゴールを設定し、処方をする目的、目標を明確化し、お互いが納得できる選択をするところにあると私は考えています。心血管疾患、腎疾患を主体とした糖尿病関連の有害事象を予防するために、糖尿病治療薬を処方するということをイメージしておきましょう。

しつこいですが、大事なことなので、もう一度掲示します。しっかり目に焼き付けてください。

2型糖尿病での血糖降下療法の基本

心血管・腎臓・体重
を意識する
血糖の適正化だけを目標にしない

ここからは心血管・腎臓・体重のそれぞれの項目ごとに治療について考えていきます。

心血管病変の予防
〜 SGLT2 阻害薬、GLP-1 受容体作動薬の登場〜

　心血管イベントの予防のエビデンスが示されているのは、メトホルミン、SGLT2 阻害薬、GLP-1 受容体作動薬の 3 剤です。それぞれの薬剤の細かい話は次章の応用編で記載しますので、ここでは薬剤の分類ごとにざっくり理解しておきましょう。

　メトホルミンは 2 型糖尿病の経口血糖降下薬の最も基本となる薬剤といえます。心血管イベントに関する有効性を示す大元となったのは、UKPDS と呼ばれる英国で行われた研究[5] で、この研究を元に多くの論文が作成されています。途中で研究目標やアウトカムの設定が微調整されたりと、今日の研究スタンダードからすると、必ずしも完全なものではないようですが[6]、基本となる薬剤であることは間違いありません。

　一方、SGLT2 阻害薬と GLP-1 受容体作動薬の心血管イベント抑制についてはメトホルミンと異なり、確固たるエビデンスが示されていますが、もともとメトホルミンを内服している人が多い集団において、これらの薬を追加で内服した上での有効性になります。そのため、2 型糖尿病の治療薬として、SGLT2 阻害薬と GLP-1 受容体作動薬を使用するのであれば、メトホルミンへの上乗せを基本として理解した方がよいです。わざわざ「2 型糖尿病の治療薬として」を強調したのは、SGLT2 阻害薬も GLP-1 受容体作動薬も、2 型糖尿病以外においても適応疾患が存在するからです。

　そして広い意味の心血管疾患として、心不全を含めると、SGLT2 阻害薬は強力な選択肢となります。本項は心不全について解説する項目ではないので、詳細は割愛しますが、左室駆出率（LVEF）が低下した心不全（HFrEF）でも、保たれた心不全（HFpEF）においても、SGLT2 阻害薬は適応として考えるのが基本です。心血管イ

ベントの目線から考えると、以下のようになります。

心血管イベント抑制目線での糖尿病治療薬

メトホルミン

＋

SGLT2 阻害薬・GLP-1 受容体作動薬

腎病変の悪化予防
～ SGLT2 阻害薬の有効性は糖尿病を飛び越えていった～

　腎病変には様々なものがありますが、2 型糖尿病における糖尿病腎症は、日本における血液透析導入の原因として増え続けており、現在 1 位となっています[7]。糖尿病性腎症の悪化の予防が重要であることは言うまでもないでしょう。糖尿病性腎症の悪化予防に有効な薬としては、アンジオテンシン変換酵素（ACE）阻害薬とアンジオテンシンⅡ受容体拮抗薬（ARB）、経口血糖降下薬でもある SGLT2 阻害薬の 3 つがあります。ACE 阻害薬と ARB については、糖尿病性腎症の悪化を抑制する可能性が示唆されており[8]、SGLT2 阻害薬については 2 型糖尿病における慢性腎臓病（CKD）の進行を抑え[9]、2 型糖尿病でない CKD の集団においても全死亡、透析導入、腎移植を減らすことが示されています[10]。

　SGLT2 阻害薬は、先ほど述べた心血管イベントのメリットだけでなく、CKD の悪化を防ぐという強みもあるので、腎機能が低下し始めた 2 型糖尿病患者への投与を積極的に検討できます。

209

> **腎機能悪化予防**目線での2型糖尿病治療
>
> **SGLT2 阻害薬**
> **＋**
> **ACE 阻害薬／ARB**

体重減少
～減量も立派なアウトカム～

　体重を減少させることが示されているのは **GLP-1 受容体作動薬** と **SGLT2 阻害薬** です。

　GLP-1 受容体作動薬に生活習慣改善を加えると、有意に体重が減少することが示されており[11]、SGLT2 阻害薬にも減量効果があることが指摘されています[12]。もちろん、積極的な生活習慣改善が重要であり、それだけでも 2 型糖尿病が著明に改善することも知られています[13]。

　患者が実現可能な範囲での生活習慣改善を試みつつ、GLP-1 受容体作動薬と SGLT2 阻害薬を考慮するという認識でよいでしょう。

> **体重減量**目線での2型糖尿病治療
>
> **GLP-1 受容体作動薬**
>
> **SGLT2 阻害薬**

目標、ゴールは何かを意識して薬剤選択

経口血糖降下薬において、どれが第一選択かのような論争に遭遇することがあります。私は「何を目的として、どのような患者さんを対象にした第一選択か」を明確化させるべきだと考えます。人種、年齢、BMI、心血管疾患既往、腎機能にはそれぞれバリエーションがあり、全ての場合を網羅した第一選択薬というものは存在しません。ランドマークスタディーの対象、アウトカムをしっかり意識した上での話ではありますが、エビデンスの質についても、ある程度は妥協しつつ選択していくしかありません。

例えば心血管イベントを取り上げてみましょう。心血管イベントをアウトカムにした第一選択の1位決めをするためには、直接対決（head to head）の臨床試験（2型糖尿病の人で、メトホルミン群とSGLT2阻害薬群、GLP-1受容体作動薬群で心血管イベントを比較するなど）を組むしかありません。ただ、明らかに心血管イベントを抑えると分かっている薬（SGLT2阻害薬、GLP-1受容体作動薬）を投与しないというのが倫理的に良いのかという問題もあるでしょうし、1位決めをすることに、そもそも意義があるのかも分かりません。

別の疾患を例に考えてみましょう。心不全ではFantastic four（ARNI：アンジオテンシン受容体ネプリライシン阻害薬、β遮断薬、MRA：ミネラルコルチコイド受容体拮抗薬、SGLT2阻害薬）と呼ばれる薬剤の有効性が頻繁に取り上げられますが[14]、Fantastic Fourの4剤の中でどれが単独で一番有効か、どれを第一選択にするかといった議論にはあまり遭遇しませんし、実際には、個々の患者さんの状態、腎機能などを見ながら4剤を順次開始し、適宜追加していきます[15]。私見にはなりますが、2型糖尿病の経口血糖降下薬についても、根拠を明確にして、適応があれば適宜追加していく

くらいの認識でよいのではないかと思っています。

　そして有力な薬剤が使えない中で、治療を決めていかなければならないことも多々あります。

　日本の臨床現場では、高齢かつ痩せ型で、腎機能が悪いものの、透析は導入しない方針で、メトホルミンも SGLT2 阻害薬も添付文書上使いにくく、GLP-1 受容体作動薬を考慮するような体重でもないという患者に頻繁に出会います。そのような場合は、心血管イベントを抑える薬はなく、腎機能の低下抑制もどこまで追求すべきか難しく、体重は減らしたらさらに虚弱になってしまう、なんてことが多々あります。もちろん、リスクがあるから何でもかんでも撤退（undertreatment）というのは不適切です。そのため、患者さんごとの目標を設定するのがますます大事になってきますし、アルゴリズムで薬剤選択をするだけで万事解決できないことも、実感いただけると思います。

　米国糖尿病学会の推奨で個人ごとのケアが強調されているのは、高齢化に伴って意思決定が複雑になってきている現代医療を反映しているような気がします[16]。

　クリアカットに薬剤を決められないときは、目の前の患者に最もメリットがあるのは何か、目標、ゴールは何かを意識するようにしましょう。

　なお、この基礎編では、DPP-4 阻害薬、グリニド薬、SU 薬、チアゾリジンなどのその他の経口血糖降下薬について触れずにきました。先ほどの「心血管・腎臓・体重」という３つの軸を勘案すると、あまり有用とは言えないからです。ただ、病態によっては使う状況があり得る薬、非専門医はなるべく使わない方が無難な薬も含まれており、広い意味での「使い分け」が必要です。詳細は次の応用編で解説します。

　以上が、経口血糖降下薬の基礎編になります。次項の応用編では、

具体的な薬剤名も踏まえながら、使い分けについて考えていきましょう。

[参考文献]

1）Committee ADAPP, et al. Diabetes Care.2024;47:S158-S178.
2）Johnson EL, et al. Clinical Diabetes.2021;39:14-43.
3）Committee ADAPP, et al. Diabetes Care.2024;47:S20-S42.
4）Miller ME, et al. N Engl J Med.2008;358:2545-59.
5）McCormack J, et al. BMJ.2000;320:1720.
6）Barry HC, et al. Am Fam Physician.2024;109:202-3.
7）Fujii M, et al. Hypertension Research.2023;46:1075-89.
8）Strippoli GFM, et al. Cochrane Database Syst Rev.2006;2006:CD006257.
9）Perkovic V, et al. N Engl J Med.2019;380:2295-306.
10）Heerspink HJL, et al. Eur Heart J.2021;42:1216-27.
11）Wilding JPH, et al. N Engl J Med. 2021;384:989-1002.
12）Inzucchi SE, et al. Diabetes Obes Metab.2021;23:425.
13）Gregg EW, et al. JAMA.2012;308:2489-96.
14）Tromp J, et al. JACC Heart Fail.2022;10:73-84.
15）Mebazaa A, et al. The Lancet.2022;400:1938-52.
16）Committee ADAPP, et al. Diabetes Care.2024;47:S52-S76.

第14章
糖尿病治療薬（応用編）

小林 尭広
防衛医科大学校病院総合臨床部

【登場する主な薬】

メトホルミン
ダパグリフロジン
エンパグリフロジン
カナグリフロジン
リラグルチド
セマグルチド
シタグリプチン
リナグリプチン
レパグリニド

回も結論を先に書きます。経口血糖降下薬を使う際に考えたいポイントは以下の3つです。

> （1）心臓、腎臓、体重の3つの軸で考える
> （2）メトホルミン、SGLT2阻害薬、GLP-1受容体作動薬の具体的な適応と処方例を理解する
> （3）上記3剤が使いにくいときに、その他の薬剤を考える

最初に

　応用編では、非専門医向け、プライマリ・ケア医向けに、経口血糖降下薬の具体的な使い方について、薬剤ごとにまとめていきたいと思います。基礎編で述べた通り、メトホルミン、SGLT2阻害薬、GLP-1受容体作動薬の3剤をまずは優先的に考えます。SGLT2阻害薬、GLP-1受容体作動薬という分類の中には複数の薬剤が含まれ、全てを同じように使ってよいものではありませんので、具体的な薬剤名も踏まえて使い分けを考えていきます。また、この3剤が使いにくい状況に遭遇することも多々ありますし、この3剤以外が既に処方されている患者を、転院などによって初めて診るシチュエーションもあります。

　そのような場合、この3剤以外を処方する（せざるを得ない）こともあるという認識を持つとよいと思います。基礎編でお伝えした生活習慣の改善を含めた行動変容の重要性と、心血管・腎臓・体重をイメージしつつ、ここでは、非専門医でも押さえておきたい、代表的薬剤の使い分けについて見ていきましょう。

　本項目では、各薬剤の説明のすぐ後に処方例とミニマムエッセンスについてのまとめの図を載せています。エッセンスだけをまずは

押さえていただいて、細かいことは本文を読むという形で理解を深めていただければと思います。

図1　経口血糖降下薬を中心とした2型糖尿病治療の総まとめフローチャート

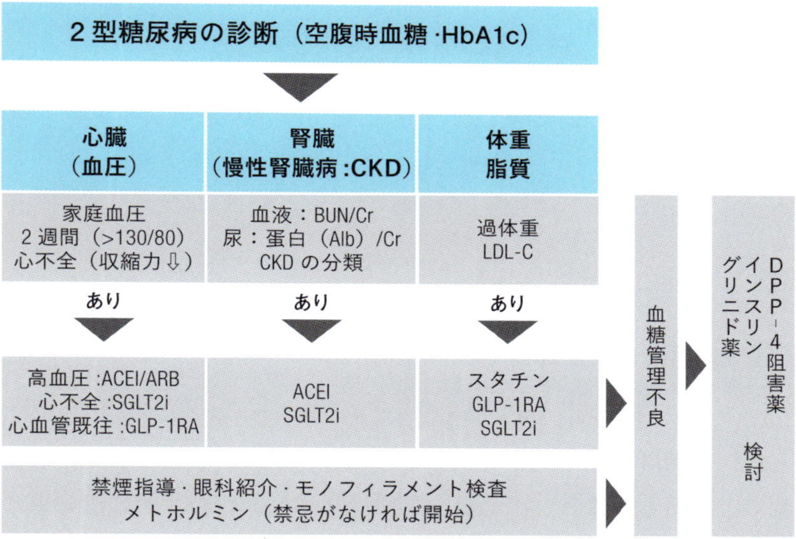

2型糖尿病の診断（空腹時血糖・HbA1c）

心臓 （血圧）	腎臓 （慢性腎臓病：CKD）	体重 脂質		
家庭血圧 2週間（>130/80） 心不全（収縮力⇩）	血液：BUN/Cr 尿：蛋白（Alb）/Cr CKDの分類	過体重 LDL-C	血糖管理不良	DPP-4阻害薬 インスリン グリニド薬
あり	あり	あり		
高血圧 :ACEI/ARB 心不全 :SGLT2i 心血管既往:GLP-1RA	ACEI SGLT2i	スタチン GLP-1RA SGLT2i		検討
禁煙指導・眼科紹介・モノフィラメント検査 メトホルミン（禁忌がなければ開始）				

ACEI: アンジオテンシン変換酵素阻害薬（ACE阻害薬）、ARB：アンジオテンシンII受容体拮抗薬、SGLT2i: SGLT2　阻害薬、GLP-1RA: GLP-1受容体作動薬

　最初に総まとめのフローチャートを提示します（**図1**）。非専門医にとっては、この図だけでも十分なように作成しています。それぞれの構成要素について、具体的な薬剤名も含めたものを以下に説明していきます。具体的にどの薬剤をどれくらいの量でという点は、以下の薬剤ごとの図をご覧ください。

　そして、血糖降下薬のイメージ図を示します（次ページ**図2**）。3つの軸を考慮した有効性を縦軸に、使用頻度を横軸に設定して作成しています。私見になりますが、イメージは湧きやすいと思うので、こちらも参考にしつつ、読み進めてみてください。

217

図2 血糖降下薬のイメージ図（私見）

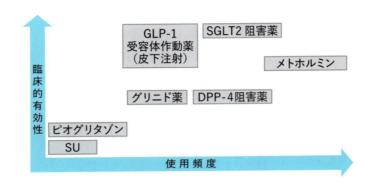

経口血糖降下薬を選ぶ前に
～心臓・腎臓・体重の3つの軸で考える～

　経口血糖降下薬の処方と同等か、それ以上に大事なことは、基礎編でご説明したように、心臓、腎臓、体重・脂質の3つに思いをはせることです。それぞれ、「心血管イベントの抑制」「腎機能低下のスピード抑制」「体重の減量」の3つが大事であることは基礎編で述べた通りです。

　治療薬を具体的に選択するときも同じように考えます。そして、これら3つの目標を達成するために重要なのは経口血糖降下薬だけではありません。「血糖を下げればそれでよいというわけではない」でしたね。ここでは、経口血糖降下薬以外で重要な薬をまず取り上げます。

（a）心臓・高血圧関連の薬（目標血圧 130/80mmHg 未満）

　2 型糖尿病と診断したら、必ず家庭血圧を確認するようにしましょう。まず、患者さんに血圧手帳を渡します（血圧記録アプリを紹介するのもよいです）。各国のガイドラインによって微妙な差はありますが、私は米国糖尿病学会（ADA）の推奨[1]と同様に、130/80mmHg をカットオフにして考えています。具体的には、家庭血圧を 2 週間、朝 1 回など毎日測定していただき、平均値が130/80mmHg 以上であれば、治療薬の開始を患者さんに提案するようにしています。

　「提案」という言い方をしたのは、「薬を出せばそれでよし」ではないこと、患者によっては、糖尿病や高血圧という診断にショックを受けたり、「病気のレッテルを貼りやがって」などネガティブな心境に陥ったりする人もいるからです。そんな状況で薬をどんどん出しても、アドヒアランスが保たれないのは明白です。よほどの生活改善をしない限り、血圧は高いままであることが多い印象ですが、患者さんの協力をしっかり得るようにしましょう。降圧薬を処方しても暴飲暴食されてしまっては意味がありません。

　さて、具体的な薬剤についてですが、結論から言うと、ACE 阻害薬から始めるのが一番よいと考えます。降圧薬同士の直接対決で絶対的な優先順位が確立されているわけではありませんので、どの薬剤でもよいと言えばよいのですが、後に説明する腎臓のこともありますし、ACE 阻害薬自体は歴史も長く、安い薬です。無難かつ先を見据えた選択をしているイメージです。

　そのため、「2 型糖尿病患者に対する降圧薬は ACE 阻害薬から開始」と覚えましょう。注意点は咳嗽の出現です。実際の処方感覚としては、10 人に 1 人くらいは咳嗽の副作用を訴えます。最近はだいぶ落ち着きましたが、新型コロナウイルス感染症（COVID-19）

が社会的に問題になっているときは、咳嗽の副作用を伝えると、「別の薬がよい」と言う人が多かったです。咳嗽が出たら教えてもらうように依頼し、必要ならARBに変更することも見据えつつ、基本的にはACE阻害薬をお勧めするスタンスがよいと思います。

　細かな降圧薬の使い分けは第3章、第4章に譲りますが、私は、ACE阻害薬でうまく管理できない場合、塩分摂取量が多そうな人で多少頻尿になってもよいならサイアザイド系利尿薬、そうでなければ、下腿浮腫の副作用をお伝えした上でカルシウム拮抗薬といったイメージで追加処方しています。

2型糖尿病患者の降圧薬の処方例

エナラプリル 2.5mg・1日1回
基本はACE阻害薬から開始と覚える
注：咳嗽の副作用は必ず伝える。咳嗽が出たらARBへ変更
不十分ならサイアザイド系利尿薬／カルシウム拮抗薬追加

※以下、処方例では基本的に1回量と1日投与回数を記載

　また、血圧と合わせて心不全があるかどうかも意識しましょう。前項で述べた通り、心不全に対しては、Fantastic Fourと呼ばれる4薬剤（ARNI：アンジオテンシン受容体ネプリライシン阻害薬、SGLT2阻害薬、β遮断薬、MRA：ミネラルコルチコイド受容体拮抗薬）の登場でパラダイムシフトが起きている状況です[2]。左室駆出率（LVEF）が低下した心不全（HFrEF）の上記薬剤の有効性は確立していますし、何ならLVEFが保たれた心不全（HFpEF）においても、特にSGLT2阻害薬の有効性が示されています[3, 4]。

プライマリ・ケア医が心不全にどこまで介入すべきか、初期評価すべきかは議論の余地がありますが、少なくとも心不全の兆候（下腿浮腫、夜間の咳嗽・呼吸困難、起坐呼吸など）は見逃さないようにしましょう。実臨床では、紹介を受けた循環器内科の先生がSGLT2阻害薬を導入する状況の方が多いと思われますが、心不全パンデミックの時代がもう来ていますし、循環器内科の先生だけが心不全を診るという時代はもう終わったと考えるべきです。プライマリ・ケア医でも、「心不全があればSGLT2阻害薬」というのは覚えておくべきでしょう。

心不全があればSGLT2阻害薬

例）ダパグリフロジン 10mg・1日1回

注：eGFR ≧ 20mL/min/1.73m² を確認

循環器内科と適宜やり取りしながら処方する

糖尿病治療薬として、そして心不全治療薬としての側面もあるSGLT2阻害薬を強調させていただきました。当然ですが、SGLT2阻害薬以外にも上記のFantastic Fourを含めて心不全治療薬は多岐にわたります。循環器内科の先生と協力しながら対処していきましょう。

(b) 腎臓の薬

腎臓は糖尿病診療における重要臓器です。慢性腎臓病（CKD）、特に糖尿病性腎症が問題となります。ここでも（a）心臓・高血圧の項で登場した SGLT2 阻害薬と ACE 阻害薬とが主役になります。

> **POINT　糖尿病性腎症を考慮した薬剤処方　SGLT2 阻害薬・ACE 阻害薬**
>
> 例）ダパグリフロジン 10mg・1 日 1 回
> （eGFR ≧ 20mL/min/1.73m² を確認）
>
> エナラプリル 2.5mg・1 日 1 回から開始

糖尿病の診断をしたら、まずは必ず尿検査を行い、尿中蛋白／クレアチニン比（UPCR、g/g）を計算しましょう。明らかな蛋白尿がないときも、尿中アルブミン / クレアチニン比（UACR、mg/g）を必ずチェックします。

この値を基に、糖尿病性腎症の分類をチェックしながら、少しでも腎機能が低下していたら SGLT2 阻害薬と ACE 阻害薬または ARB の使用を積極的に検討します[5]。ここでも基本は ACE 阻害薬から考えて、先に述べたような理由で ACE 阻害薬が使いにくいときは ARB を検討するイメージでよいです。

なお、これら SGLT2 阻害薬、ACE 阻害薬または ARB は、腎機能が低下していなくても、そのほかの項目、例えば心臓や血糖コントロールにおいて適応があれば使用しているはずです。このように、複数の臓器障害の有無に目を配りながら、どこかで適応があれば、その都度、薬剤を追加していくイメージがよいと思います。追加の

薬剤の適応となる異変がないか、受診のたびに網を張るような感覚で私は診療しています。

（c）体重（＋脂質）

続いては体重コントロールです。併せて心血管イベントを予防する目的での脂質コントロールもここで説明します。体重を減らすのに重要なのは、まずは基礎編で述べた生活習慣の改善です。それだけでは不十分な場合や、BMI ＞ 30 など明らかな肥満があるときは、GLP-1 受容体作動薬を考慮します。

2型糖尿病＋肥満（BMI>30 目安）を考慮した処方
GLP-1 受容体作動薬

リラグルチド0.3〜1.8mg・1日1回皮下注射(朝/夕)
セマグルチド 0.5mg・週1回皮下注射

減量効果は著明であり、例えばセマグルチド1mg週1回皮下注射で、約7%の減量が見込めます[6]。ただ、ダイエット薬としての乱用阻止の側面からは、ポンポン気軽に処方するのは望ましくありません。また、痩せるだけ痩せても予後が改善しないとメリットは十分とは言えません。ここからの考え方の詳細はまた後述します。

また、「体重減少のために処方する」わけではありませんが、SGLT2 阻害薬にも減量効果があることが知られています[7]。上記の処方例では明記していませんが、217ページの総まとめフローチャートには載せています。

また、次の処方例に記載している通り、2型糖尿病患者に対して

は、スタチンを使用するかどうか検討する必要があります。

2型糖尿病＋LDL-C>120mg/dL
心筋梗塞・脳梗塞後はLDL-C>70mg/dLなら

ロスバスタチン 2.5mg・1日1回
アトルバスタチン 10mg・1日1回
ピタバスタチン 1mg・1日1回
上記のいずれかから始めて適宜増量する

　2型糖尿病でLDLコレステロール（LDL-C）＞120mg/dL あるいは、心筋梗塞、脳梗塞後の人であれば、二次予防として使います。スタチンの二次予防効果は広く知られていますので、導入しましょう。一次予防（LDL-Cが高いだけで、2型糖尿病も含めて他に何も併存症がない人）については、導入することによる死亡率低下のエビデンスは確立していません。LDL-Cが高いだけでスタチンを処方するのはやめましょう。

　スタチンの副作用として、筋肉痛やAST、ALTの上昇が見られる患者がたまにいます。大体は別のスタチンに変えれば済む印象です。しつこいですが、併せて生活指導を行うことを忘れてはいけません。

(d) 禁煙

　喫煙が健康に良くないことは言うまでもありませんが、2型糖尿病患者が喫煙すると、健康上のさらなる大きなデメリットがあることが知られています。喫煙の2型糖尿病への影響を調べた研究に

よると、喫煙は死亡リスクを 48％増、冠動脈疾患リスクを 54％増、心筋梗塞を 52％増、脳梗塞を 44％増させ、禁煙すればこれらのリスクが減少することが分かっています[8]。

禁煙についてだけでも 1 冊の書籍になるレベルなので、ここでは省略しますが、バレニクリンなどの禁煙補助薬を使いつつも、動機付け面接などを駆使して、前向きに禁煙へと導いていくことが重要です。実際は極めて厳しい道のりですし、私の印象では、禁煙補助薬なしで禁煙を達成できる人はなかなかいません。ただ、良好な医師患者関係を築きながら、根気強く案内し、必要なら禁煙外来への紹介などもするようにしています。

また、217 ページの総まとめフローチャートにあるように、眼合併症と糖尿病性足病変の早期発見のために定期的な眼科紹介とモノフィラメントによる足底の評価は忘れずに行いましょう。ついつい忘れがちで、抜けている場面に遭遇することが多いです。

以上が、純粋な血糖降下薬の処方の前に考えておきたいポイントです。SGLT2 阻害薬、GLP-1 受容体作動薬は単なる血糖降下以上の効果があるため、他の章とオーバーラップしつつ解説させていただきました。

このように見てくると、経口血糖降下薬の「1 位決め」にこだわるよりも、臓器合併症を意識しながら、適応があれば適宜、治療薬を上乗せしていくという認識の方が、やりやすいと思えてくるのではないでしょうか。

各治療薬の具体的な処方例

(1) メトホルミン〜昔からある最初の一手かつ基本の薬〜

メトホルミンの処方例

メトホルミン 250mg・1日2回 〜 750mg・1日3回

注：最大1日投与量 eGFR（mL/分/1.73m^2）
eGFR 45 〜 60：1500 mg/日
eGFR 30 〜 45：750 mg/日
少量から始めて徐々に増やす
ひどい下痢が出たら、出る前の量を最大量にする

　UKPDS と呼ばれる研究を根拠に、20年以上第一選択として位置付けられている薬剤です。基礎編でも触れましたが、昔の研究であり、どこまで信用できるかは今でも議論[9, 10]が沸き起こっています。一方で、SGLT2 阻害薬や GLP-1 受容体作動薬の研究では、メトホルミンが標準治療として入った人たちを多く含んだ状態で、心血管イベントに関する有効性が示されています。しかも、今さらメトホルミンを投与するグループと、何も投与しないグループで臨床研究を組めるかというと、倫理的な問題もあってなかなか難しいのではないかと思われます。また、UKPDS の行われた 1990 年代と現在では、メトホルミン以外の治療の要素（血圧、脂質異常症などの併存疾患の治療、EBM の普及度合い、医療機関へのアクセス）や平均寿命も異なるので、一概に比較はできません。エビデンスの有無ばかりに拘泥しすぎると意思決定が難しくなりますので、「目の前の患者さんに 100％当てはまるエビデンスはなく、この患者

さんにおいては、○○○というところが合致しない。でもそれに基づいてベストな意思決定をしていこう」という姿勢が重要です。

さて、プライマリ・ケア医や研修医、非専門医の皆さんは定石に忠実であるべきだと思いますので、ひとまずメトホルミンを最初の一手と考えて、導入を検討しましょう。経口血糖降下薬を使うと決心したら、まずはメトホルミンを少量から開始していきます。

メトホルミンは基本となるキードラッグですので、「禁忌がなければメトホルミン」「禁忌がなければ使ってよい」と認識していただいてよいです。具体的には、重度の腎機能障害、重度の肝機能障害、乳酸アシドーシスの既往歴、過度のアルコール摂取者などが禁忌に相当しますが、これらの禁忌や処方に注意する症例を意識するのが重要です。eGFRに応じた最大用量を把握しつつ、投与量を増やしていくのと同時に、ひどい下痢が出たら、下痢が出る前の用量を最大量にしましょう。

(2) SGLT2阻害薬〜心血管、腎臓、体重全てに効果を示すマルチプレーヤー〜

SGLT2阻害薬の処方例

エンパグリフロジン 10〜25mg・1日1回
ダパグリフロジン 5〜10mg・1日1回
カナグリフロジン 100mg・1日1回

心血管イベント⬇と糖尿病性腎症⬇

尿路感染症リスク⬆
高齢者では、脱水・筋肉量低下リスク⬆
ケトアシドーシスリスク⬆

心臓、腎臓に対する保護効果、体重については、本項の前半で解説した通りになります。糖尿病治療薬の3つの軸（心臓、腎臓、体重）全てに効果があるので、新時代のマルチプレーヤーと言えるでしょう。もはや血糖コントロールの効果よりも、上記の合併症予防の効果の方が重要視されている印象です。

もし血糖コントロールが不十分で、心血管リスクが高そうだったり、腎機能が落ちてきているなと言う人には、積極的に検討するとよいでしょう。もちろん、心不全が既に存在している人など、その他の疾患で適応があれば当然導入します。

副作用としては、実臨床ではそこまで多いとは思いませんが、尿路感染症のリスクがあります。また、日本人の痩せ型高齢者において本当にメリットがあるのかどうかは、厳密に言えばエビデンスが不足しているところです。心不全で明らかな適応がある場合は別ですが、少なくとも食事や水分摂取が安定しない、周囲のサポートが十分でない痩せ型高齢者に対して、血糖コントロールだけを目的として気軽に処方するのはやめた方がよいと思います。

（3）GLP-1 受容体作動薬〜大きな減量効果と血糖降下作用〜

GLP-1 受容体作動薬の処方例

リラグルチド 0.3〜1.8mg・1日1回皮下注射（朝/夕）
セマグルチド 0.25〜1.0mg・週1回皮下注射

注：DPP-4 阻害薬と併用禁、嘔気・嘔吐・下痢の副作用

・少量から開始する
・心血管疾患や肥満があるときは早めの使用も○
・基本は注射製剤

　先ほどの「体重減少効果」のところで出てきた、期待の血糖降下薬です。肥満の患者に使ってみると確かに、体重も血糖も比較的ガツンと落ちるイメージがあります。先ほども書きましたが、ダイエット目的での自由診療も問題になっていますので、使い所をきちんと理解しましょう。

　2型糖尿病で、肥満の人、特に心血管疾患の既往がある人で積極的に考慮します。メトホルミン、SGLT2 阻害薬に続いて、心血管イベント抑制効果の示された薬剤です。

　厳密に言うと、心血管イベントの抑制効果が実証されているのは、既に心血管疾患の既往がある2型糖尿病患者で肥満の人です。そして、有効性を示した研究に含まれている患者群を見ると、日本人でよく見る肥満よりも重度の肥満の人たちが中心です[11, 12]。

　そのため、具体的なイメージとしては「BMI 30 程度の明らかな肥満があり、今後インスリン導入も考えた方がよさそう」「内服だけではとても無理そうで、少しずつ注射薬に慣れてほしい」という

患者に私は処方しています。また、DPP-4阻害薬との併用は禁忌（薬剤の作用機序でオーバーラップする部分があるため）ですので気を付けてください。

なお、セマグルチドについては経口薬も発売されていますが、本稿執筆時点では、心血管イベントを確実に低下させるというエビデンスはありません[13]。注射薬の同意がどうしても得られず、それでも絶対に減量しなければならない2型糖尿病患者では検討し得ると思いますが、処方するとしても、「心血管イベントへの効果についてはまだ証明されていない」という限界を意識しながらにしましょう。

また、2型糖尿病がない肥満の方でも、セマグルチドの週1回の注射で、心血管イベントが減少したという研究があります[14]。ただ、この研究に組み入れられたのは、心筋梗塞や脳梗塞、心不全の既往のある肥満患者であり、セマグルチドの投与量は日本での処方量よりも多いので、エビデンスを完全に流用できるとは限りません。また、2型糖尿病がない患者へのセマグルチドの処方が可能な処方医、医療機関は現時点で限定的です。自施設で処方基準を確認しておくのがよいでしょう。

私たち非専門医においては、「2型糖尿病のある患者で肥満がある人に、GLP-1受容体作動薬を検討する。極度の肥満だけど2型糖尿病のない人は、肥満外来へ適宜紹介する」という意識でよいと思います。

（4）DPP-4阻害薬～無難な選択肢だけど、決定力は今ひとつ～

DPP-4阻害薬の処方例

シタグリプチン 50mg・1日1回
リナグリプチン 5mg・1日1回

副作用は少なめ（類天疱瘡・RS3PE症候群など）
注：心血管イベントは減らせない
無難な選択肢だけど、決定打にはなりにくい

　GLP-1受容体作動薬とSGLT2阻害薬の登場前は、「メトホルミンだけで血糖コントロールが難しければ、次はDPP-4阻害薬」と機械的に処方することが多かった印象があります。しかし、これら2剤の登場により、だいぶ後方に引き下がってしまったのが、DPP-4阻害薬です。全死亡率、心血管イベント、腎、体重どれにも明らかな効果は示されていません。メトホルミンが下痢の副作用で使えない人、高齢者でメトホルミンを新規に開始しにくい人などで処方しますが、単独で血糖コントロールが付くことはほとんどない印象です。そのため、タイトルにもありますが、「無難だけど決定力は微妙」という評価になってしまいます。

　腎機能障害や加齢を理由に、「メトホルミン、SGLT2阻害薬、GLP-1受容体作動薬、どれも使えなくて選択肢がない……」というときに考慮するくらいでよいと思います。

　ここで、DPP-4阻害薬に関して最近沸き起こった議論について触れたいと思います。「米国内科学会がDPP-4阻害薬の推奨を取りやめた」といった見出しで一時期、メディアが取り上げました。こ

の件に限りませんが、極端な見出しをうのみにしないのが鉄則です（※）。医療界に限らず、メディアリテラシーが問われる時代です。医療従事者である私たちは、医療関係のニュースについては人一倍気を付けるべきでしょう。

※ SGLT2 阻害薬の心血管エビデンスが分かってきたときも、「これからの糖尿病治療の第一選択はメトホルミンではなく SGLT2 阻害薬だ！」みたいな見出しが出回りました。先ほど記載した通り、実際のところ、2 型糖尿病における SGLT2 阻害薬の効果は「メトホルミンへの上乗せ」で実証されたものです。「Not メトホルミン」というのは言い過ぎにもかかわらず、こういったキャッチコピーは独り歩きしがちです。

　さて、米国内科学会の糖尿病治療に関する推奨[15] を見てみると、このように書いてあります。

　（米国内科学会は）「成人の 2 型糖尿病患者でメトホルミンの投薬と生活習慣の是正を行っている上で血糖コントロールが不良な場合、死亡リスクを減らすために DPP-4 阻害薬を追加するのを強く推奨しない」。

　大事なのは、「死亡リスクを減らすために」という目的です。先ほど述べたように、全死亡率への影響は認められておらず、それを推奨として明文化したということになります。使っていけないわけではないですし、糖尿病薬の順位付け競争に対する意見でもありません。「死亡を減らすために使うという認識はやめよう」というメッセージであり、至極妥当なことを言っていると私は思います。

　使用の是非に関する二元論ではなく、処方薬の効果を正しく理解した上で、「メトホルミンの次は DPP-4 阻害薬みたいな安直なやり

方はやめよう」「処方することで達成したい目標を具体化しよう」という認識を持っていれば十分だと思います。

(5) グリニド薬〜食後高血糖の是正、インスリンを回避したいときに考える〜

グリニド薬の処方例

レパグリニド0.25〜0.5mg・1日3回
注：食直前内服（アドヒアランス注意）

重症肝障害・腎障害
最少量から徐々に増やして使う
他の経口薬・インスリンが使いにくいけど
昼・夕・眠前の血糖を改善したいときに使う

グリニド薬については、心血管・腎疾患リスクの低下や、死亡率低下に関する明確なエビデンスはありません。インスリン分泌を促進する薬剤であり、インスリン自体に上記のエビデンスがないことから、仕方がないともいえます。皆さんがインスリンを使うとき、どのようなことをイメージするでしょうか。何かの合併症を抑えたいというのではなく、入院などで「純粋に血糖を抑えたいから注射する」という感覚だと思います。

グリニド薬も同じです。何かの合併症を抑えるというよりは、「さすがに血糖が高すぎるし、放置もしたくない、でも他の経口薬も使えないし、インスリンをこの人には処方しにくいな」というときに使います。「インスリンの代わりをする、血糖コントロールのため

だけの経口薬」というイメージでよいと思います。

「そんな薬使うべきじゃない。そんなの使わなくたって何とかなる」と思われる方もいるかもしれません。でも現場はそんなに教科書通りにはいきません。

腎機能が悪いためメトホルミンもSGLT2も使えない。GLP-1受容体作動薬をこんなガリガリの日本人高齢者に使えない。SU薬は低血糖が怖いし、インスリンは手技の問題や家族のサポート的にできない。入所している施設ではインスリンを打ってもらえない——。こんな状況に遭遇することは往々にしてあります。かといって高血糖を放置しっぱなしにもできません。繰り返しになりますが、エビデンスの限界を理解しつつもアクションを起こしていくことが重要です。エビデンスがないからといって、選択肢をぶつ切りにするのはよくないですし、そもそも日本人が研究対象にほとんど含まれていないことの多い、海外発のエビデンスを妄信するのも適切とは言えません。

(6) 非専門医は手出ししない方がよい薬〜SU薬、チアゾリジン系薬〜

**SU（スルホニル尿素薬）と
チアゾリジン系薬**

非専門医は使用しない方が無難

SU＝低血糖
チアゾリジン＝心不全

これらの薬をプライマリ・ケア医が気軽に処方するのはお勧めできません。

SU薬はとにかく低血糖が怖い薬です。基礎編でも触れましたが、低血糖は絶対に回避する必要があります。独居の高齢者も増えている日本において、低血糖を引き起こす薬剤を高齢者に処方するのは危険です。当たり前ですが、糖分を補充しない限り、低血糖は改善しません。アドヒアランスや、周囲による見守りが確保されていて、それ以外の薬がどうしても使えないときに、十二分に低血糖リスクを説明してから使いましょう（それでも個人的にはお勧めしません。既に出されている患者に出会ったら、できるだけ早期に処方をやめるか、違う薬に変更します）。

チアゾリジン系薬については、まず、日本人を対象とした2件のRCTにおいて、大血管のイベントを減らせなかった（※）という結果が得られています。そのため、積極的な適応とはまず言いにくい状況です [16, 17]。

※日本人を対象とした大規模なRCTが少ない中、ネガティブスタディーとはいえ、貴重なエビデンスだと思います。国際的には、心血管イベント抑制に有効だと報告しているデータもありますが [18]、個々のアウトカムが明確になっていなかったりするせいか、第一線の薬剤として語られることは基本ありません。

加えて、最大のネックが心不全の副作用です。糖尿病の人たちはただでさえ心血管イベントのリスクが高く、心不全を引き起こしやすい集団です。仮にチアゾリジン系薬を処方して心不全が起きたとき、薬剤のせいなのか自然経過なのかは明確ではありませんが、患者説明に困ることがあります。実際、私も他院での処方でしたが、チアゾリジン系薬を処方されている2型糖尿病の患者が心不全で入院した際、「心不全の副作用がある薬を飲ませるなんて」と家族が激怒している現場に遭遇したことがあります。万が一処方する際

には、心不全リスクのことは絶対に説明するべきですし、上記を踏まえると手を出さない方が無難だと個人的には思います。

最後に

　基礎編と応用編の2本立てで、プライマリ・ケア医向けの2型糖尿病の経口血糖降下薬について解説しました。基礎編で概念をつかみ、なぜ、心臓・腎臓・体重が重要なのか、ゴールをどうするのかを意識し、応用編で具体的な治療の流れをイメージしていただけるとうれしいです。基本のイメージを頭に入れつつ、エビデンスの限界も頭の片隅で意識しながら継続的に診療していけば、プライマリ・ケア医としては十分だと思います。本稿が皆様の日常診療のご参考になれば幸いです。

［参考文献］

1）Committee ADAPP, et al. Diabetes Care.2024;47:S179-S218.
2）Bauersachs J, et al. Eur Heart J.2021;42:681-3.
3）Solomon SD, et al. N Engl J Med.2022;387:1089-98.
4）Anker SD, et al. N Engl J Med.2021;385:1451-61.
5）Committee ADAPP, et al. Diabetes Care.2024;47:S219-S230.
6）Committee ADAPP, et al. Diabetes Care.2024;47:S145-S157.
7）Inzucchi SE, et al. Diabetes Obes Metab.2021;23:425.
8）Sliwinska-Mosson M, et al. Diab Vasc Dis Res.2017;14:265-76.
9）Barry HC, et al. Am Fam Physician.2024;109:202-3.
10）Castelli G, et al. Am Fam Physician.2024;109:200-1.
11）Marso SP, et al. N Engl J Med.2016;375:1834-44.
12）Marso SP, et al. Drug Ther Bull.2016;54:101.
13）Husain M, et al. N Engl J Med.2019;381:841-51.
14）Lincoff AM, et al. N Engl J Med.2023;389:2221-32.
15）Qaseem A, et al. Ann Intern Med.2024;177:658-66.
16）Yoshii H, et al. J Atheroscler Thromb.2014;21:563-73.
17）Kaku K, et al. Curr Med Res Opin.2009;25:2925-32.
18）JA Dormandy, et al. Lancet.2005;366:1279-89.
19）Perkovic V, et al. N Engl J Med.2024;391:109-21.

Column

アップデートの大切さ
〜 GLP-1 受容体作動薬は腎臓にも良いかもしれない〜

　本稿を執筆している最中、GLP-1 受容体作動薬に関する新たなエビデンスが出てきて、驚きました。第 13 章の復習ですが、GLP-1 受容体作動薬は「心血管」と「体重減少」に有効、「腎臓」にはSGLT2 阻害薬が有効でしたね。そんな中、新たに、GLP-1 受容体作動薬が「腎臓」にも有効かもしれないという報告が飛び込んできたのです。FLOW Trial と呼ばれるこの試験では、慢性腎臓病のある 2 型糖尿病患者 3533 人を対象としたランダム化比較試験です。週 1 回セマグルチド注射群とプラセボ群を比較すると、腎関連の複合アウトカム（腎不全相当を含む著明な腎機能低下、腎臓関連死亡、心血管死亡）が減少したと報告されました[19]。もちろんこの研究だけを根拠に、GLP-1 受容体作動薬を「腎臓」のために使おう！というのは時期尚早でしょう。

　スポンサーの関与、複合アウトカムであること、セマグルチドの用量が日本に比べると多いなど、解釈に注意すべきところがあります。そのため、すぐに臨床応用するのは慎重になるべきです。ただ、GLP-1 受容体の「腎臓」への効果について、検証が進んでいくと思われます。

　このように、トレンドを捉えるためのアップデート作業は非常に大切です。日常診療で関連する分野であればなおさらです。そして、本書が発行された直後には Diabetes Care 2025 年版の新たな推奨が出ていることでしょう。書籍はどうしても、アップデートが遅れてしまうのが悩みどころです。ただ、基本のコンセプトは同じです。「心血管」「腎臓」「体重減少」を軸に治療のゴールを明確化しましょう。そして新たなエビデンスが出てきたら、アップデートを試みてください。自分ができる範囲内で十分です。「自分が関わる分野だし、アップデートし続けよう」という意識を忘れないようにしましょう。

第15章

抗菌薬（静注薬編）

伊東 完
東京医科大学茨城医療センター総合診療科

【登場する主な薬】

ベンジルペニシリンカリウム
アンピシリン
アンピシリン・スルバクタム
ピペラシリン・タゾバクタム
セファゾリン
セフトリアキソン
セフェピム
セフメタゾール
クリンダマイシン
メトロニダゾール

抗菌薬の守備範囲を把握するのは専門家以外にとって至難の業です。ただでさえ抗菌薬の種類が多すぎる上に、標的となる細菌の種類も少なくないため、"脳内メモリ"にかかる負荷がどうしても大きくなりがちなのです。さらに、抗菌薬の入門書を読んでも各論的に記載されていることが多く、抗菌薬同士の比較を意識して書かれた書籍は少数です。

そこで、本稿では、感染症の非専門家がよく出会うシチュエーションに特化して抗菌薬の使い分けを解説していきます。使用頻度の低い抗菌薬を取り上げない点はご了承ください。また、より深く学習したい方は、筆者が執筆している「抗菌薬ものがたり」(医学書院のウェブサイト)[1]や『抗菌薬のセカンドチョイスとスチュワードシップ』(金芳堂、2024)も適宜ご参照ください。

前提知識としての細菌分類

抗菌薬の守備範囲を知る前に、標的となる細菌をいくつか知っておく必要があります。医学部の講義などでは、細菌をグラム染色での染色性に応じて「グラム陽性／陰性」×「球菌／桿菌」の2×2＝4グループ(＋細胞内寄生菌などの特殊な細菌)で分類することが多いでしょう。しかし、臨床で毎日のように淋菌やノカルジアといった細菌と対峙している先生方は少ないのでは、と思うわけです。むしろ、ブドウ球菌やレンサ球菌、大腸菌による感染症を診る機会の方が多いのではないでしょうか。

要するに、実臨床で日々遭遇する細菌はかなり限られているということです。そこで、皆さんには細菌を3グループに分類することをお勧めします。グラム陽性球菌、グラム陰性桿菌、(偏性)嫌気性菌に大別して、これらに分類されないまれな細菌については無視して考えるわけです。

プライマリ・ケア医のための
基本薬の**使い分け**

15

抗菌薬（静注薬編）

　そして、これらの3グループをそれぞれ2分割します。グラム陽性球菌はブドウ球菌とレンサ球菌に、グラム陰性桿菌は大腸菌と緑膿菌に、嫌気性菌は横隔膜から上のものと下のものに分けていきます。これで3×2＝6種類（**表1**）。理解が深まり次第、もう少しインプットしていただければと思っていて、実際に本稿の途中から肺炎を起こすインフルエンザ桿菌がグラム陰性桿菌枠に追加されるのですが、抗菌薬の守備範囲をざっくりと学ぶ場合はこれで十分です。また、今後の理解のためによく診る臓器別感染症と細菌との関連も示しておきます（次ページ**表2**）。

表1　抗菌薬を学ぶ上で最低限知っておく細菌

グラム陽性球菌		ブドウ球菌
		レンサ球菌（肺炎球菌もこのグループ）
グラム陰性桿菌		大腸菌（腸内細菌目）
		緑膿菌（ブドウ糖非発酵菌）
（偏性）嫌気性菌		横隔膜から上のもの
		横隔膜から下のもの

241

表2　免疫正常者における大ざっぱな臓器別感染症と細菌の対応

	グラム陽性球菌	グラム陰性桿菌	（偏性）嫌気性菌
皮膚軟部組織感染症	○	×	△
尿路感染症	△	○	×
細菌性肺炎	○	△	△
腹腔内感染症	△	○	○

抗菌薬でのカバーの優先順位：○ ＞ △ ＞ ×

ペニシリン系 —— 嫌気性菌指向

　予備知識が身に付いたところで、ペニシリン系の解説に入ります。抗菌薬を理解する際のコツは、ペニシリン系やセフェム系といったβラクタム系抗菌薬を先に習得することです。キノロン系などは次章の経口薬編で触れようと思います。

ベンジルペニシリンカリウム（PCG）

　まずは、ペニシリン系で最も歴史のあるベンジルペニシリンカリウムから解説していきましょう。商品名の「ペニシリンG」で認識している人が多いかもしれません。ペニシリンはもともとアレキサンダー・フレミング博士が黄色ブドウ球菌を打倒するべくアオカビから発見した抗菌薬でした。当時は第2次世界大戦のさなかでしたので、創傷感染が多く、黄色ブドウ球菌感染症を治療できるペニシリンが時代のニーズに合致したわけです。それで博士はノーベル生理学・医学賞を受賞したのですが、その後の歴史がまずい。ペニシリンが使われすぎた結果、耐性を獲得したブドウ球菌が問題になりました（これぞ本末転倒！）。

　現在、ベンジルペニシリンでブドウ球菌感染症を治療することは、

一部の例外的状況を除けばできなくなっています。このことは非常に残念ですが、一方でベンジルペニシリンは今でも市場で生き残っていますよね。実は、ベンジルペニシリンはブドウ球菌以外のグラム陽性球菌にはしっかりと活性を残しているのです。つまり、レンサ球菌（肺炎球菌を含む）感染症に対しては使い勝手のよい抗菌薬であり、ここにベンジルペニシリンの現代的価値があるわけです。

　グラム陽性球菌以外はどうでしょうか。残念ながら、ベンジルペニシリンはグラム陰性桿菌に対してほとんど活性を持ちません。嫌気性菌に対しても、横隔膜から上（口腔内）のものには活性があるのですが、横隔膜から下のもの（特にバクテロイデス属）に対する活性は乏しいのです。つまり、ベンジルペニシリンはブドウ球菌、グラム陰性桿菌全般、横隔膜から下の嫌気性菌に対しては「いまひとつ」ということで、これらの欠点を克服するために新しいペニシリンが開発されていくことになります。

アンピシリン（ABPC）

　アンピシリンは、ベンジルペニシリンにアミノ基を1本付けただけ（！）の抗菌薬です。従って、基本性能はベンジルペニシリンとほとんど変わりません。ただ、一つ大きな進歩があって、ベンジルペニシリンでは全く歯が立たなかった大腸菌に少しだけ立ち向かえるようになりました。地域によって差はありますが、2023年のサーベイランスによれば、その感受性率はおおむね50％です[2]。一方で、ブドウ球菌、大腸菌の残り50％、緑膿菌、横隔膜から下の嫌気性菌はアンピシリンでカバーできないという問題があります。

アンピシリン・スルバクタム（ABPC/SBT）

　アンピシリン・スルバクタムは、名前の通り、アンピシリンにスルバクタムというβラクタマーゼ阻害薬を配合した抗菌薬です。実

243

は、ベンジルペニシリンやアンピシリンでブドウ球菌、大腸菌、横隔膜から下の嫌気性菌をカバーできない原因の大部分は、βラクタマーゼ（βラクタム系を不活化する酵素）にあったのでした。そうすると、βラクタマーゼ阻害薬を配合すれば最大の弱点が克服されますから、理屈の上では、アンピシリン・スルバクタムで、ブドウ球菌（メチシリン耐性株除く）、大腸菌、横隔膜から下の嫌気性菌もカバーできるようになりますよね。

　実際に、アンピシリン・スルバクタムが万能薬のように振る舞っていた時期はあったのですが、残念ながら歴史は残酷なものです。

　使われすぎた結果、大腸菌がいつの間にかアンピシリン・スルバクタムに耐性を獲得していて、今では感受性率が60〜70％くらいまで落ち込んでしまっています。従って、現在のアンピシリン・スルバクタムのスペクトラムは、グラム陽性球菌と嫌気性菌がメインとお考えいただければと思います。すると、用途としては肺炎への使用が多く、あとは嫌気性菌の関与が懸念されるような深めの皮膚軟部組織感染症に使うこともあります。

ピペラシリン・タゾバクタム（PIPC/TAZ）

　それでは、ペニシリン系で大腸菌をカバーできる抗菌薬はないのかというと、そんなことはありません。1970年代に創製されたペニシリン系のピペラシリンと、βラクタマーゼ阻害薬のタゾバクタムの合剤であるピペラシリン・タゾバクタム（いわゆる「タゾピペ」）は、大腸菌をカバーするだけでなく、グラム陰性桿菌である緑膿菌までカバーできるようになっています。ようやくグラム陰性桿菌も克服できたことになりますが、逆にいえば、ペニシリン系でグラム陰性桿菌をカバーするのは結構大変だという感覚を何となく持っていただければと思います。なお、ピペラシリン・タゾバクタムは、グラム陰性桿菌と嫌気性菌に強みがあるので、実臨床では腹腔内感

染症で重宝します。

　ペニシリン系について、ここまでの話を表にまとめましたので、ご参照ください（**表3**）。

表3　ペニシリン系の全体像

	ブドウ球菌[*1]	レンサ球菌	大腸菌	緑膿菌	横隔膜上の嫌気性菌	横隔膜下の嫌気性菌
ベンジルペニシリン	×	○	×	×	○	×
アンピシリン	×	○	△	×	○	×
アンピシリン・スルバクタム	○	○	△	×	○	○
ピペラシリン・タゾバクタム	○	○	○	○	○	○

感受性率の目安：○ 70%〜、△ 50〜70%、× 〜50%
*1　メチシリン感受性株

POINT　ペニシリン系は進化の歴史と一緒に覚えよう

セフェム系──グラム陰性桿菌指向

　ペニシリン系の次はセフェム系の解説に入りますが、セフェム系の中でも特にセファロスポリン系と呼ばれる抗菌薬を解説していきます。なお、セフメタゾールはセファロスポリン系と性質が大きく異なり、同時に解説すると混乱を招くので後回しにします。ターゲットとなる微生物の覚え方も一緒に記載します。

セファゾリン：S & S ± PEK（※1）

　第一世代セフェム系であり、名前に「ア」が入っているから、ア行の一番目で第一世代と覚えると分かりやすいです（経口抗菌薬のセファレキシンも同様に第一世代です）。セファゾリンは、ブドウ球菌（メチシリン耐性株除く）とレンサ球菌をカバーできるので、グラム陽性球菌全般に強みがあります。従って、蜂窩織炎の第一選択薬になりやすい抗菌薬です。また、地域によって感受性率に差があるものの、大腸菌もある程度カバーすることができるので、尿路感染症にもよく使います。先ほど解説したペニシリン系ではブドウ球菌や大腸菌のカバーに苦労していたことを考えると、第一世代ながらもセフェム系の性能はなかなかのものですよね。

　一方で、嫌気性菌については横隔膜から上はカバーするのですが、横隔膜から下をあまりカバーできず、セフェム系の世代が進んでもこの特徴は変わりません。

（※1）S & S：*Staphylococcus* 属（ブドウ球菌）、*Streptococcus* 属（レンサ球菌）

PEK：*Proteus* 属、*Escherichia coli*（大腸菌）、*Klebsiella* 属

セフトリアキソン：S & S ＋ HMPEK（※2）

　第三世代セフェム系の薬です。「トリ」が入っているからトリオ（三

人組）で第三世代と覚えましょう。セフトリアキソンは、セファゾリンの守備範囲に加え、若干の不安があった大腸菌の感受性率が改善されている点が特徴的です。インフルエンザ桿菌など、セファゾリンで対応しきれなかったグラム陰性桿菌への活性も強化されています。これらの特徴を踏まえて、尿路感染症や肺炎でよく使われます。一方で、皮膚軟部組織感染症に対してはセファゾリンなどで間に合ってしまうので、あまり使いません。

（※ 2）HM：*Haemophilus influenzae*（インフルエンザ桿菌）、*Moraxella catarrhalis*（モラクセラ・カタラリス）

セフェピム：S & S ＋ HMPEK ＋ SPACE（※ 3）

　第四世代セフェム系のセフェピムは、セフトリアキソンからグラム陰性桿菌への守備範囲がさらに強化されて、緑膿菌にも活性を持つようになりました。セフトリアキソンでは、市中感染で問題になる細菌への対応までしかできず、緑膿菌などの院内感染で問題になる細菌にまでは対応できていませんでした。この問題がセフェピムであれば克服できるわけです。

　一方で、セファゾリンの解説でも触れましたが、セフェム系は世代が進んでも嫌気性菌への守備範囲がさほど変わりません。従って、横隔膜から下の嫌気性菌が問題になる腹腔内感染症に対してセフェム系単独で治療を開始するのは極力避けた方が無難です（ただし、ドレナージされた胆道感染症であれば治療可能とする知見もあります）。

（※ 3）SPACE：*Serratia* 属、*Pseudomonas aeruginosa*（緑膿菌）、*Acinetobacter* 属、*Citrobacter* 属、*Enterobacter* 属

　セフェム系について、ここまでの話を表にまとめます（次ページ **表 4**）。

表4 セフェム系の全体像

	ブドウ球菌 *1	レンサ球菌	大腸菌 *2	緑膿菌	横隔膜上の嫌気性菌	横隔膜下の嫌気性菌
セファゾリン（第一世代）	○	○	△	×	○	×
セフトリアキソン（第三世代）	○	○	○	×	○	×
セフェピム（第四世代）	○	○	○	○	○	×
セフメタゾール（後述）	○	○	○	×	○	○

感受性率の目安：○ 70%〜、△ 50〜70%、× 〜50%
*1　メチシリン感受性株　*2　地域により感受性が異なる

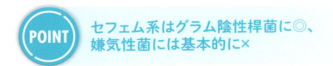

POINT　セフェム系はグラム陰性桿菌に◎、嫌気性菌には基本的に×

プライマリ・ケア医のための
基本薬の使い分け

15

抗菌薬（静注薬編）

アンピシリン・スルバクタムとセフトリアキソンの使い分け

　ここまで勉強したところで、アンピシリン・スルバクタムと第三世代セフェムであるセフトリアキソンの使い分けを考えてみましょう。大ざっぱに整理すると、アンピシリン・スルバクタムの守備範囲は、グラム陽性球菌と嫌気性菌です。一方で、セフトリアキソンの守備範囲は、グラム陽性球菌とグラム陰性桿菌です（**表5**）。

表5　アンピシリン・スルバクタム vs セフトリアキソン

	ブドウ球菌 *1	レンサ球菌	大腸菌	インフルエンザ桿菌	横隔膜上の嫌気性菌	横隔膜下の嫌気性菌
アンピシリン・スルバクタム	○	○	△	△	○	○
セフトリアキソン（第三世代）	○	○	○	○	○	×

感受性率の目安：○ 70% 〜、△ 50 〜 70%、× 〜 50%
*1　メチシリン感受性株

　これらの知識を基に、代表的な市中感染症における使い分けを簡単に見ていきましょう。

　蜂窩織炎はグラム陽性球菌が主体なので、どちらを使っても治療可能です。ただし、実際には両者に頼るまでもなく、第一世代セフェム系のセファゾリンで間に合います。尿路感染症は大腸菌が主体なので、セフトリアキソンに明らかな分があります。肺炎はレンサ球菌の仲間である肺炎球菌をカバーすればよいのでどちらでも治療可能なことが多いのですが、インフルエンザ桿菌が関係する場合はグラム陰性桿菌に強いセフトリアキソンに分があるかもしれません。もっとも、メタアナリシスでは肺炎に対してどちらを使っても成績

249

に差はないようです[3]。

腹腔内感染症はグラム陰性桿菌と嫌気性菌が主体なので、アンピシリン・スルバクタムではグラム陰性桿菌のカバーに、セフトリアキソンでは嫌気性菌のカバーに不足があって、両者ともいまひとつです。そこで、ピペラシリン・タゾバクタムなどを使用する必要が生じます。

知っておくと便利な嫌気性菌キラー

グラム陰性桿菌と嫌気性菌が主体である腹腔内感染症に対しては、ピペラシリン・タゾバクタムを使うとよいとこれまで述べてきたのですが、困ったことに抗菌薬を投与した5人に1人は何かしらの副作用を起こしてしまいます[4]。もしかしたら、副作用でペニシリン系を使えなくなってしまう可能性があるわけです。しかし、セフトリアキソンやセフェピムで腹腔内感染症を治療しようとすると、グラム陰性桿菌はカバーできても嫌気性菌をカバーできないという問題が生じるのも前述の通りです。

この問題を解決するために、読者の皆さんには嫌気性菌キラーを2つ覚えていただければと思います。具体的には、ほどほどに嫌気性菌をカバーするクリンダマイシンと、しっかりと嫌気性菌をカバーするメトロニダゾールです。偽膜性腸炎で知られるクロストリディオイデス・ディフィシル（*Clostridioides difficile*：CD）という嫌気性菌があるのですが、前者はそれをたたけなくて、後者はたたけます。その結果、クリンダマイシンを使うと腸内細菌叢の撹乱でCD腸炎が増える一方で、メトロニダゾールを使うとCD腸炎を治療できるという違いが生じます（**表6**）。

250

表6 嫌気性菌キラーの比較

	ブドウ球菌*1	レンサ球菌	大腸菌	緑膿菌	横隔膜上の嫌気性菌	横隔膜下の嫌気性菌
クリンダマイシン	○	○	×	×	○	△
メトロニダゾール	×	×	×	×	○	○

感受性率の目安：○ 70%〜、△ 50〜70%、× 〜50%
*1 エリスロマイシン耐性株にクリンダマイシンを使用する際はDテストを実施

　すると、メトロニダゾールの方がクリンダマイシンよりも優れているように見えてしまうのですが、必ずしもそうではありません。クリンダマイシンは、ちゃっかりグラム陽性球菌をカバーしていますので、蜂窩織炎に対してβラクタム系を使えない時の代替薬として使えます。また、クリンダマイシンではCD腸炎が問題ですが、メトロニダゾールでは嫌酒作用や脳症が問題になることがあります。要するに、一長一短ということですね。

　腹腔内感染症に対してセフェム系などの嫌気性菌カバーの甘い抗菌薬を使用する場合は、こういった嫌気性菌キラーをぜひ併用されるとよいかと思います。筆者は、嫌気性菌カバーがより確実で、CD腸炎リスクの低いメトロニダゾールを優先的に使用しています。

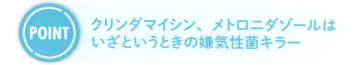

POINT クリンダマイシン、メトロニダゾールはいざというときの嫌気性菌キラー

Column

不思議な立ち位置：
セフメタゾール（第二世代セフェム）

　セフェム系の解説の中でセフメタゾールをわざと割愛しました。
それは、セフメタゾールはセファマイシン系で、セファロスポリン
系とは著しく性質を異にしているからです。

　セフメタゾールは、第二世代セフェム系に分類され、グラム陽性
球菌、大腸菌、嫌気性菌をカバーします。ここで明らかにおかしい
のが横隔膜から下の嫌気性菌のカバーができてしまう点で、セファ
ロスポリン系にはない性質です（もっとも、近年はバクテロイデス
属が耐性化傾向にあります）。すると、グラム陰性桿菌と嫌気性菌
をカバーできるので、腹腔内感染症に対して強みがある抗菌薬であ
ることがお分かりになるかと思います。一方で、あくまで第二世代
セフェム系なので、緑膿菌まで守備範囲が及んでいない点には要注
意です。また、基質特異性拡張型βラクタマーゼ（ESBL）産生菌感
染症にも使えなくはないですが、エビデンスが堅牢とはいえず、現
時点では軽症例またはカルバペネム系からの de-escalation 時などに
限定して使うのが無難です。

［参考文献］

1）伊東 完, 岡本 耕. 抗菌薬ものがたり──エピソードで学ぶ感染症診療の歩きかた.
　 https://gene-navi.igaku-shoin.co.jp/groups/antibio_st_000（最終閲覧：2024 年 10 月）
2）厚生労働省. 院内感染対策サーベイランス事業. https://janis.mhlw.go.jp/report/kensa.html
　 （最終閲覧：2024 年 10 月）
3）Kato H, et al. Antibiotics (Basel). 2022;11:1291.
4）Tamma PD, et al. JAMA Intern Med. 2017;177:1308-15.

第16章

抗菌薬（経口薬編）

伊東 完
東京医科大学茨城医療センター総合診療科

【登場する主な薬】

シプロフロキサシン
レボフロキサシン
モキシフロキサシン
セファレキシン
セファクロル
セフェピム
アモキシシリン・クラブラン酸
クリンダマイシン
ミノサイクリン
アジスロマイシン
ST 合剤
メトロニダゾール

第 15章では β ラクタム系に特化して静注抗菌薬を見てきました。経口抗菌薬を扱う場合も β ラクタム系を優先することをお勧めしたく、本稿でもそれを意識した記述をしているのですが、その前に静注抗菌薬から経口抗菌薬へとスイッチする目安として「COMS 基準」を知っておきましょう。

C：“Clinical improvement observed”（臨床所見が改善）
O：“Oral route is not compromised”（経口投与や薬剤吸収が可能）
M：“Markers showing trend towards normal”（バイタルサインなどが正常化傾向）
S：“Specific indication/deep seated infection requiring prolonged iv therapy”（静注抗菌薬での長期治療を要さない感染症）

　静注から経口に変えるということは、軽症患者や軽症に向かっている患者が対象であることが多いのですが、「O」の項目にあるように、服薬アドヒアランスや嘔吐・下痢などの消化管症状がないかも点検するのがポイントです。

キノロン系の長所と短所

　さて、代表的なキノロン系としては、シプロフロキサシン、レボフロキサシン、モキシフロキサシンなどが挙げられます。前者の方がグラム陰性桿菌への活性が強く、後者の方がグラム陽性球菌への活性が強い傾向にあるという違いがあるのですが、ここでは簡便のためにレボフロキサシンを中心に扱います。

　レボフロキサシンの守備範囲はセフェピムと似ていて、グラム陽性球菌とグラム陰性桿菌を中心にカバーします。経口・静注いずれでも使用できて、1日1回投与で済んで、おまけに守備範囲が広い

254

ので、頻用されやすいのも頷けます。余談ながら、レボフロキサシンの商品名「クラビット」は "Crave it"（待ち望んだ薬）が語源です。

　一方で、嫌気性菌のカバーに乏しい点もセフェピムと似ています（**表1**）。さて、レボフロキサシンの守備範囲を知る上で特に注意していただきたいのが大腸菌です。最近ではキノロン系への耐性化が著しいので、セフトリアキソンやセフェピムほどには大腸菌をカバーしないことを知っておくとよいでしょう[1]。

表1　レボフロキサシンとセフェピム

	ブドウ球菌	レンサ球菌	大腸菌	緑膿菌	横隔膜上の嫌気性菌	横隔膜下の嫌気性菌
レボフロキサシン	△	○	△	○	○	×
セフェピム	○	○	○	○	○	×

感受性率の目安：○ 70%〜、△ 50〜70%、× 〜50%

　レボフロキサシンをはじめとするキノロン系の問題点としては、副作用や薬物相互作用の問題もあります。副作用としてはQT延長症候群に注意する必要があり、致死的不整脈による突然死を防ぐために、なるべく心電図異常がないか確認しておきたいところです。また、結合組織障害との関連も指摘されており、大動脈瘤や大動脈解離のある患者に対しては避けた方が無難です。薬物相互作用では、ワルファリンとの併用によるPT延長効果が厄介です。レボフロキサシンと酸化マグネシウムを一緒に経口投与するとカチオンを形成してしまい、レボフロキサシンが腸管から吸収されにくくなる点もよく見る失敗パターンです。さらに、結核菌を中途半端にカバーするのも問題で、うかつに単剤で投与すると、同菌の耐性化や結核の診断の遅れにつながる可能性があります。

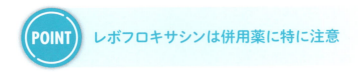

蜂窩織炎への経口抗菌薬

　蜂窩織炎の二大起因菌はブドウ球菌とレンサ球菌ですので、レボフロキサシンを使えば確かに両者をある程度のところまではカバーできるかもしれません。しかし、レボフロキサシンは蜂窩織炎の起因菌になりにくい大腸菌や緑膿菌までカバー範囲が及んでおり、その分の守備範囲が余計です。このような余計な守備範囲があると、薬剤耐性菌を生む温床にもなってしまうため、蜂窩織炎を治療する際の第一選択薬にはなりません。また、グラム陽性球菌に対する活性についても、キノロン系より有利な抗菌薬がいくつかあります。

　蜂窩織炎に対して使うべきは第一世代セフェム系であり、静注であればセファゾリン、経口であればセファレキシンが該当します（表2）。こうすると、メチシリン感受性ブドウ球菌とレンサ球菌をレボフロキサシンよりも確実にカバーでき、さらに余計な緑膿菌カバーを外すことができるので、ちょうどよい抗菌薬選択になるでしょう。なお、セファレキシンを入手できない状況下では、セファクロルで代用するのもありです。

プライマリ・ケア医のための
基本薬の使い分け

16

抗菌薬（経口薬編）

表2　蜂窩織炎に対する経口抗菌薬

	ブドウ球菌[*1]	レンサ球菌	大腸菌	緑膿菌	横隔膜上の嫌気性菌	横隔膜下の嫌気性菌
セファレキシン	○	○	△	×	○	×
アモキシシリン・クラブラン酸	○	○	△	×	○	○
クリンダマイシン	○	○	×	×	○	△

感受性率の目安：○ 70%〜、△ 50 〜 70%、× 〜 50%
＊1　エリスロマイシン耐性株にクリンダマイシンを使用する際は D テストを実施

　では、副作用などの理由で第一世代セフェム系を使えない場合はどうしたらよいでしょうか。βラクタム系であれば、アンピシリン・スルバクタムの経口薬版として**アモキシシリン・クラブラン酸**を使用する方法が考えられます。この方法だと、グラム陽性球菌をカバーでき、嫌気性菌のカバーは余計かもしれませんが、グラム陰性桿菌のカバーを最低限度にすることができます。非βラクタム系であれば、**クリンダマイシン**がよいでしょう。第15章（静注薬編）で紹介した通り、クリンダマイシンはグラム陽性球菌と嫌気性菌をカバーする抗菌薬で、やはりグラム陰性桿菌のカバーを回避することができます。

　補足事項として、動物咬傷ではブドウ球菌やレンサ球菌以外に、パスツレラやカプノサイトファーガなどの少々特殊な細菌が起因菌になることもあります。これらの細菌はセファレキシンではカバーできないため、動物咬傷の場合はアモキシシリン・クラブラン酸を使用するようにしてください（代替レジメンとしては、**ST 合剤**か**ミノサイクリン**のいずれかにクリンダマイシンを併用する方法があります）[2]。

尿路感染症への経口抗菌薬

　尿路感染症というと、広義には性感染症も含むのですが、ここでは膀胱炎や腎盂腎炎を念頭に置いてお話しします。キノロン系は、もともとはグラム陰性桿菌指向の強い抗菌薬なので、尿路感染症についつい使いたくなるところですが、残念ながらそうは問屋が卸しません。先にも触れた通り、尿路感染症の代表的起因菌である大腸菌がキノロン系に耐性化してしまっているので、非常に使いにくくなっているのです。逆に、大腸菌以外の守備範囲が広すぎで、緑膿菌カバーなどが余計です。そこで、キノロン系以外を先に考えたいところです。

　βラクタム系の中では、ペニシリン系よりもセフェム系の方が大腸菌のカバーに向いています。すると、経口セフェムが選択肢に挙がるわけですが、ここで注意したいのがバイオアベイラビリティーの問題です。第三世代経口セフェムはバイオアベイラビリティーが低く、経口投与されても腸管からあまり吸収されないという問題があるわけです[3]（他にも国策上の問題などがありますが、長くなるので割愛します）。第一世代経口セフェムであるセファレキシンであれば、バイオアベイラビリティーは悪くありません。そこで、セファレキシンを比較的軽症の尿路感染症に使うことが考えられます（表3）。もっとも、セファレキシンでも地域によっては大腸菌の感受性率が不十分なため、受診時のみセフトリアキソンを投与する方法と組み合わせて、大腸菌カバーをより確実にする方法もあります。セファレキシン以外のβラクタム系としては、セファクロルやアモキシシリン・クラブラン酸が考えられます（後者は嫌気性菌のカバーが余計です）。

表3 尿路感染症に対する経口抗菌薬

	ブドウ球菌	レンサ球菌	大腸菌[*1]	緑膿菌	横隔膜上の嫌気性菌	横隔膜下の嫌気性菌
セファレキシン	○	○	△	×	○	×
アモキシシリン・クラブラン酸	○	○	△	×	○	○
ST合剤	○	△	△	×	○	×
レボフロキサシン	△	○	△	○	○	×

感受性率の目安：○ 70%〜、△ 50〜70%、× 〜50%
[*1] 抗菌薬感受性率に地域差があり、なるべくアンチバイオグラムを確認

　非βラクタム系の選択肢としては、ST合剤が選択肢に挙がります。守備範囲としては、セフトリアキソンなどの第三世代セフェムと似ているところがあり、グラム陽性球菌とグラム陰性桿菌を幅広くカバーすることが可能です。ST合剤には、サルファアレルギーや電解質異常、消化器症状、無菌性髄膜炎などの様々な副作用があって扱いに難儀することがあるのですが[4]、使い慣れておくと何かと便利です。なお、ST合剤とキノロン系は催奇形性などと関連し得るため、女性では妊娠の可能性を除外することも大切です。

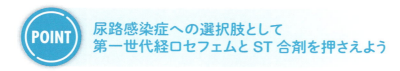

POINT　尿路感染症への選択肢として
第一世代経口セフェムとST合剤を押さえよう

市中肺炎に対する経口抗菌薬

　キノロン系抗菌薬の中でも、世代が進んだものは肺炎球菌をはじめとする市中肺炎の起因菌への活性が強くなっているので、「レスピラトリーキノロン」と呼ばれることがあります。それゆえに、市中肺炎に対してレボフロキサシンやモキシフロキサシンなどのキノロン系を使いたいという向きもあるかもしれませんが、ここでも読者の皆さんにはいったん立ち止まっていただきたいです。日本は2021年に結核罹患患者数が人口10万人当たり10人を下回り、結核低まん延国の仲間入りをすることができました[5]。しかし、それでも依然として結核患者を見かける機会は多く、市中肺炎患者の中にも肺結核の患者が隠れていることがよくあります。

　そのような患者にキノロン系を使用すると、結核の診断を遅らせる懸念があり、公衆衛生上も好ましくありません。従って、いくらキノロン系が非定型肺炎を起こすマイコプラズマやレジオネラにも効くからといって、「肺炎には取りあえずレスピラトリーキノロンで」と思考停止してしまうのは避けた方がよいでしょう。やはり、肺炎でもβラクタム系から考えるのが基本です。

　市中肺炎で優先的にカバーすべきは、肺炎球菌とインフルエンザ桿菌です[6]。従って、これらをカバーする抗菌薬を優先的に選択しましょう（**表4**）。アンピシリン・スルバクタムとセフトリアキソンを比べると、両者ともに肺炎球菌をカバーできるものの、インフルエンザ桿菌に関してはセフトリアキソンに軍配が上がることを第15章で説明しました。しかし、アンピシリン・スルバクタムでもインフルエンザ桿菌の60～70％まではカバーすることが可能で、ほぼ同じスペクトラムの経口薬であるアモキシシリン・クラブラン酸が細菌性肺炎に対する経口抗菌薬としては使用しやすいです。非定型肺炎を考える際は、もう一種類の抗菌薬を併用する必要があり、

QT 延長がなければ**アジスロマイシン**などのマクロライド系を、QT 延長があれば**ミノサイクリン**などのテトラサイクリン系をご検討ください。なお、アモキシシリン・クラブラン酸が何らかの理由で使えない場合は、セファレキシンとアジスロマイシン（またはミノサイクリン）を併用する方法もあります[2]。

表4　市中肺炎（特に定型肺炎）に対する経口抗菌薬

	ブドウ球菌	レンサ球菌*1	大腸菌	インフルエンザ桿菌	横隔膜上の嫌気性菌	横隔膜下の嫌気性菌
アモキシシリン・クラブラン酸	○	○	△	△	○	○
セファレキシン	○	○	△	×	○	×
+アジスロマイシン	△	△	△	○	○	×
or ミノサイクリン	○	△	△	○	○	×
レボフロキサシン*2	△	○	△	○	○	×
モキシフロキサシン*2	△	○	△	○	○	△

感受性率の目安：○ 70%〜、△ 50〜70%、× 〜50%
＊1　肺炎球菌を広義のレンサ球菌に含めて記載
＊2　結核に注意

　ここまでがβラクタム系を中心としたレジメンですが、やはりβラクタム系を使えない患者も一定数います。このような場面ではじめてキノロン系の使用を検討されるのはいかがでしょうか。レボフロキサシンやモキシフロキサシンがよい選択肢になりますが、先にも述べた通り、結核の可能性を排除しながら慎重に使用していただければと思います。なお、キノロン系以外の非βラクタム系の代替薬としては ST 合剤も理屈上はあり得そうなのですが、1993 年を最後に米国胸部学会のガイドラインでの推奨から外されたという経緯があって、現在ではあえてキノロン系より優先する必要はなさそうです[7]。

腹腔内感染症にあえて経口抗菌薬を出すなら

　腹腔内感染症といえば、胆管炎、胆嚢炎、肝膿瘍、虫垂炎などがあり、入院治療が好ましい場合が多いのですが、時に虫垂炎の患者が手術や入院に断固反対で、実際に糞石などのリスク因子もないという理由で、経口抗菌薬での外来管理になることがどうしても生じてしまうかもしれません。このような場合の抗菌薬選択は結構迷います。というのも、腹腔内感染症では大腸菌を主とするグラム陰性桿菌と嫌気性菌を中心にカバーしたいのですが、皆さんもお察しの通り、大腸菌を満足にカバーできる経口抗菌薬が少ないのです。

　大腸菌のカバーについては、先ほど説明した尿路感染症で使う経口抗菌薬（259 ページ表 3）をご参照ください。セファレキシン、アモキシシリン・クラブラン酸、ST 合剤、レボフロキサシンあたりが候補になります。このうち、嫌気性菌を安定してカバーできるのはアモキシシリン・クラブラン酸だけです。従って、虫垂炎や憩室炎の外来治療では、アモキシシリン・クラブラン酸が頻用されます。より大腸菌のカバーを確実にしたい場合にアモキシシリン・クラブラン酸とレボフロキサシンを併用するのを好む専門家もいて、グラム陰性桿菌の関与が致命的になる発熱性好中球減少症の外来管理ではよく見るレジメンです。

　アモキシシリン・クラブラン酸を使わない場合は、セファレキシン、ST 合剤、レボフロキサシンのいずれかに嫌気性菌キラーであるメトロニダゾール（または代替薬としてクリンダマイシン）を併用する方法が考えられます。実際には、レボフロキサシン（またはシプロフロキサシン）にメトロニダゾールを併用するか、キノロン系の中でも嫌気性菌にカバーが及ぶモキシフロキサシンを使用することが多いです[8]。

　いずれの方法を採用するにしても、大腸菌のカバーがおぼつかな

262

いことを頭の片隅に置いておく必要があり、患者にも治療失敗のリスクを入念に説明しておくべきです。腹腔内感染症に対しては、まずは入院しての静注抗菌薬治療を患者に勧め、断られれば「治療失敗のリスク」などを持ち出して説得する。経口抗菌薬を使用しての外来管理に持ち込むのは、やむを得ない場合にとどめておくべきで、その場合でも外来での密なフォローアップが必要です。

POINT　腹腔内感染症は経口薬では治療の難度が高いことに注意

[参考文献]
1) 厚生労働省．院内感染対策サーベイランス事業．https://janis.mhlw.go.jp/report/kensa.html（最終閲覧：2024年10月）
2) 日本感染症教育研究会．アモキシシリンならびにアモキシシリン/クラブラン酸の不足に関する提言．http://www.theidaten.jp/data/AMPC_AMPC-CVA.pdf（最終閲覧：2024年4月）
3) 忽那賢志．「だいたいウンコになる」抗菌薬にご用心！https://medical.nikkeibp.co.jp/leaf/mem/pub/anursing/kutsuna/201512/545029.html（最終閲覧：2024年4月）
4) Ho JM, et al. CMAJ.2011;183:1851-8.
5) 厚生労働省．2021年結核登録者情報調査年報集計結果について．https://www.mhlw.go.jp/stf/seisakunitsuite/bunya/0000175095_00007.html（最終閲覧：2024年4月）
6) Gadsby NJ, et al. Clin Microbiol Rev.2022;35:e0001522.
7) Masters PA,, et al. Arch Intern Med.2003;163:402-10.
8) Solomkin JS, et al. Clin Infect Dis.2010;50:133-64.

第 17 章
前立腺肥大症治療薬

村上 泰清
村上クリニック（静岡市清水区）

【登場する主な薬】

タムスロシン塩酸塩
ナフトピジル
シロドシン
タダラフィル
デュタステリド

50歳以上の男性で頻尿や尿勢低下のような下部尿路症状（lower urinary tract symptom: LUTS）を訴える人は非常に多く、プライマリ・ケアでは、前立腺肥大症（BPH: Benign prostatic hyperplasia）として、内服加療が行われることが多いと思います。概念として、BPHは非常に便利ですが、男性に下部尿路症状があるとBPHに放り込むことができてしまうため、評価をおろそかにしたまま治療に進むリスクが高いという面があります。

評価無しに「頻尿→抗コリン薬投与」といったケースも実際見られますが、「頻脈→ベラパミル投与」がマズイように、薬剤を処方する以前の問題として、最低限のアセスメントを行わないと尿路感染による頻尿をBPHとして治療してしまうといった初歩的な間違いの元になります。そして筆者は実際そのような経緯で状態が悪化したケースに一度ならず遭遇したことがあります。

評価する際は「どのような症状があり」「どのような病態が疑われ」「程度はどの程度か」というロジックで考えます。プライマリ・ケアの場では、病歴聴取や問診によって症状を確認し、尿検査をメインに他疾患を大まかに除外し、残尿検査を行って最低限の機能評価を実施するという流れが基本的な評価の考え方になります（**図1**）。

図1 基本的評価の考え方

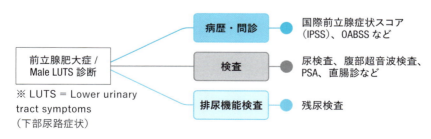

症状確認→尿検査をメインに他疾患除外→残尿検査で最低限の機能評価

症状評価の際に国際前立腺症状スコア（IPSS）-QOL や過活動膀胱症状スコア（OABSS）の問診表が使用できれば最良ですが、手持ちがない場合は、ある程度大まかにでも頻尿などの蓄尿症状がメインか、尿勢低下などの排尿症状がメインか、症状困窮度はどの程度かなど、系統的に確認することが有用です。

その次に尿検査などによって血尿、膿尿の存在を確認しつつ、他疾患を大まかに除外できれば BPH が示唆される可能性が高くなります。腹部超音波検査や血清 PSA 値の測定などを行った方がより確実な診断が可能です。

ここまでの評価で BPH による下部尿路症状が疑われたら、腹部超音波による残尿検査で最低限の機能評価を行います。残尿量（mL）の近似値は、「（左右径［cm］×上下径［cm］×前後径［cm］）÷ 2」で簡便に計算可能です。

残尿検査は排尿機能評価の検査ですが、同時に前立腺体積をチェックすることも可能なので、非常に有用です。残尿が 100mL 以上の症例は、専門的介入が望ましいです。本章は、アセスメントではなく内服薬がテーマですので、これ以降の詳細を知りたい人は日本泌尿器科学会の「男性下部尿路症状・前立腺肥大症診療ガイドライン」[1] などをご一読ください。

前立腺肥大症治療薬の柱は 3 種類

上記の評価を行った上で、必要性があれば、内服加療を選択します。BPH の内服治療薬は多々ありますが、柱となる薬剤は以下の 3 種類です。

(1) α_1受容体遮断薬
(2) ホスホジエステラーゼ 5（PDE5）阻害薬
(3) 5α還元酵素阻害薬

図2 排尿メカニズムと薬剤の作用点

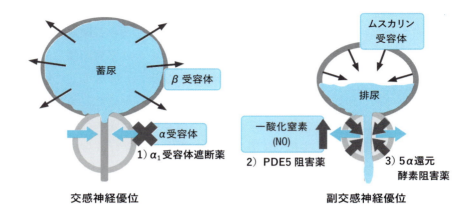

　体のメカニズムとして、蓄尿時には交感神経優位で、β受容体を介して膀胱平滑筋が弛緩して尿がたまっていく一方、$α_1$アドレナリン受容体を介して前立腺部尿道、膀胱頸部が収縮して"瓶の栓が閉まった状態"を維持できます（**図2**）。この$α_1$アドレナリン受容体をブロックして、前立腺による機能的・機械的閉塞を減少させて症状を軽減させるのが、$α_1$受容体遮断薬です。前立腺平滑筋の弛緩には、一酸化窒素（NO）も関与しており、このNOの作用を増強させることで下部尿路症状を改善させるのが、ホスホジエステラーゼ5（PDE5）阻害薬です。そして、前立腺を物理的に縮小し、下部尿路症状を軽減できる内服薬が5α還元酵素阻害薬です。

　この3種類の薬剤は、基本的にはBPHによる尿排出症状の治療薬ですが、BPHに過活動膀胱などの蓄尿症状を合併する場合も使用されます。膀胱血流低下や虚血状態がBPHに伴う過活動膀胱の一因とされるため、これらの内服で膀胱出口部閉塞の改善が得られることで、過活動膀胱のような症状も改善が期待できるのです。5α還元酵素阻害薬は即効性がないので、ファーストチョイスでは通

常使用しませんが、α₁受容体遮断薬、PDE5阻害薬は、BPHに伴う過活動膀胱にもファーストチョイスで使用されます。抗コリン薬の単独投与がファーストチョイスではありませんのでご注意ください（※）。

※日本泌尿器科学会の「男性下部尿路症状・前立腺肥大症診療ガイドライン」[1]において、上述の「柱となる3種類の薬剤」は基本的に推奨グレードA（行うよう強く勧められる）とされています。一方、抗コリン薬単独投与は前立腺肥大症のある過活動膀胱患者に対して推奨グレードC1（根拠が明確でないが行ってもよい）、前立腺肥大症のない男性過活動膀胱患者に対しては、推奨グレードB（行うよう勧められる）とされています。抗コリン薬の併用については、排尿筋過活動の抑制効果を期待して行う考え方もありますが、排尿困難のある症例や高齢者に対しては、低用量での投与開始が望ましいとも明記されています。抗コリン薬については第18章もご参照ください。

前立腺肥大症に第一選択で抗コリン薬を単独投与するのはNG

さて、BPHに対してメインとなる3薬剤のメリット・デメリットを見ていきましょう。

(1) α₁受容体遮断薬 〜早い、うまい、安い〜

【特徴】α₁受容体遮断薬は、前立腺肥大症を伴う下部尿路症状に初期治療として使用されることが多く、プライマリ・ケアの場では最も頻用されている薬剤だと思います。本邦や米国のガイドラインでも、初期治療のファーストチョイスとして記載されています[1,2]。前立腺部尿道および膀胱頸部の平滑筋緊張に関与する交感神経のαアドレナリン受容体をブロックし、尿道抵抗を弱めることで、下部

尿路症状を軽減する効果があります。

「早い、うまい、安い」と筆者はよく説明していますが、比較的早期から症状改善が見られ、なおかつ安価な点が特徴です。α_1 受容体は $\alpha_1 A$、$\alpha_1 B$、$\alpha_1 D$ の 3 つのサブタイプに分類され、ヒト正常前立腺には $\alpha_1 A$、$\alpha_1 D$ が主に発現、ヒト血管には $\alpha_1 B$ が主に発現しています（覚える必要はないですが、覚えたい方は語呂合わせで「blood の B」と覚えましょう）。サブタイプをすべてブロックする非選択 α_1 受容体遮断薬は、本来、高血圧治療薬として開発され、前立腺肥大症の治療にも使用されるようになりましたが、血管平滑筋にも作用して血圧降下作用が強いため、心血管系の副作用の頻度が高いことが懸念点でした。

その後、下部尿路症状に対する効果を維持しつつ、副作用を軽減する目的で、$\alpha_1 A$、$\alpha_1 D$ サブタイプに親和性の高い薬剤（選択的 α_1 受容体遮断薬）が登場し、本邦では現在、主流になっています。1 日 1 回服用のタムスロシン塩酸塩（ハルナール他）、ナフトピジル（フリバス他）、1 日 2 回服用のシロドシン（ユリーフ他）などがあります。選択的 α_1 受容体遮断薬の登場で、手術療法が減少したと言われるほどゲームチェンジャーになった薬剤です。副作用が比較的軽度で、使用しやすい薬剤ではありますが、注意が必要な点もありますので、要点をお伝えしていきます。

【メリット】前立腺肥大症による下部尿路症状を軽減します。早いと 3 〜 4 日で症状の軽快を認め、3 〜 4 週間でさらに改善します[3]。投薬によって IPSS を 30 〜 40％改善させる効果があるとされます[2]。排尿症状（尿勢低下など）、蓄尿症状（頻尿など）ともに軽減することができます。

「前立腺部尿道、膀胱頸部が弛緩することで排尿症状が改善する」ということは、尿の通り道が開いて排尿がスムーズになるイメージ

としてつかみやすいですが、蓄尿症状も改善することがイメージしにくいかもしれません。機序が完全に解明されたわけではありませんが、主な要因として前立腺肥大症によって下部尿路閉塞が存在すると、膀胱の血流低下から膀胱虚血が生じ、過活動膀胱のような蓄尿症状を呈すると考えられています。ですので、前立腺肥大症を伴う過活動膀胱においても、膀胱血流を改善する α_1 受容体遮断薬の投与がファーストラインの一つになります。男性の頻尿に、評価なしに抗コリン薬が投与されているケースも時々見受けられますが、前立腺肥大症があるとかえって症状が悪化する可能性もあるので、やはり最低限の評価を行った上で処方するプロセスは必要です。

【デメリット】長期（3年以上）の有効性については議論があります。α_1 受容体遮断薬単独で安全性を維持しながら数年以上も効果が持続する症例も実臨床では多く存在しますが、前出のガイドラインには、治療不成功など多種の要因による脱落例が長期5年で33 〜79%という報告もあると記載されています[1]。治療不成功の因子として、前立腺体積が大きい、症状が重症などの項目が報告されているため、評価を定期的に行う必要はあるでしょう。

【副作用】選択的 α_1 受容体遮断薬であっても、多少は心血管系に影響を及ぼすため、起立性低血圧（めまい）や頭痛、傾眠などを生じることがあります。頻度は10%未満ですが、本邦では、高齢男性の約3割は高血圧を有しており、降圧薬を併用している症例も多いため、併用薬によっては副作用が生じやすくなることがあります。比較的安全性の高い薬剤といっても高齢者ではADL低下や転倒リスクが存在することも多いため、併用薬や全身状態に十分留意する必要があります。また特に、α_1A に選択的なシロドシンでは、下部尿路症状に対する効果が他の α_1 受容体遮断薬に比べ高い一方、

射精障害や、鼻閉、下痢などが生じることもありますので、注意が必要です。射精障害は医師や薬剤師の側から確認しないと、患者が自発的に訴えないことも多いので、特に若年患者では投与前に説明しておいた方がよいでしょう。

（2）PDE5 阻害薬 ～ユーティリティープレーヤー～

【特徴】PDE5 阻害薬はユニークな機序を持つ薬剤です。前立腺平滑筋を弛緩させることで下部尿路症状を改善しますが、血管平滑筋弛緩による血流改善効果、知覚神経の抑制効果、前立腺炎症の抑制効果など多様な効果を有し、overall な症状改善が期待できる薬剤です。この PDE5 阻害薬は、元々勃起障害（Erectile dysfunction: ED）の治療薬として使用されてきた薬剤です。一酸化窒素（NO）は、平滑筋細胞内の cyclic guanosine monophosphate（cGMP）産生を促進し、平滑筋弛緩を促します。PDE5 阻害阻害薬は cGMP 分解酵素である PDE5 を阻害し、cGMP 濃度を上昇させることで NO の作用を増強することができます。このため、尿道海綿体弛緩を促し、ED を改善するというメカニズムです。前立腺や尿道平滑筋も同様の機序で弛緩するため、前立腺肥大症に伴う下部尿路症状に対する効果が明らかとなり、本邦でも 2014 年に前立腺肥大症に対して保険適用となりました。BPH の適応があるのは**タダラフィル**（ザルティア他）です。

α$_1$受容体遮断薬と並んでファーストチョイスで使用されることが推奨されている薬剤ですが、幾つか注意点がありますので、概説します。

【メリット】前立腺肥大症による下部尿路症状を軽減し、排尿症状（尿勢低下など）、蓄尿症状（頻尿など）ともに軽減できます。また、

α_1 受容体遮断薬や 5 α 還元酵素阻害薬が性機能に負の影響を与え得るのに対し、PDE5 阻害阻害薬は、性機能（ED）をマイルドに改善させる効果があります。

システマティックレビューをまとめた報告では、国際勃起機能スコア（International Index of Erectile Function: IIEF）を 2.25 ～ 2.65 点改善させたと報告されています[4]。欧米では様々な治療において、性機能を本邦より重視することが多く、例えば米国泌尿器科学会のガイドラインでは、LUTS（下部尿路症状）のみならず ED を伴っている症例には「can start with PDE5 as initial therapy」と記載されています[2]。本邦では、初回から性機能の希望を確認することは特にプライマリ・ケアでは難しいかもしれませんが、「性機能を維持しながら排尿障害治療を行っていく」という視点は患者によっては重要でしょう。さらに PDE5 阻害薬は、前述した機序により、慢性前立腺炎の症状改善に効果を示すこともあります。

【デメリット・副作用】血管平滑筋弛緩作用を有するため、心血管系の副作用が問題となります。過度の血圧低下を生じる可能性があるため、硝酸薬またはニトログリセリンなど NO 供与薬投与中の患者へのタダラフィルの投与は禁忌とされています。バイアグラなど ED 薬の禁忌項目として硝酸薬は有名ですが、同様の機序です。

また、不安定狭心症のある患者、心不全（NYHA 分類 III 度以上）のある患者、コントロール不良の不整脈、低血圧（血圧＜90/50 mmHg）またはコントロール不良の高血圧（安静時血圧＞170/100mmHg）のある患者、心筋梗塞の既往歴が最近 3 カ月以内にある患者、脳梗塞・脳出血の既往歴が最近 6 カ月以内にある患者への投与も禁忌とされています。さらに、高度腎・肝機能障害のある患者への投与も禁忌です。

上記禁忌項目に当てはまる症例は多くはないと思いますが、クリ

ティカルな副作用につながるおそれがあるため、確認の上、慎重な投与が必要です。その他の副作用としては、ほてり、頭痛、筋肉痛などがあります。また、頻度は低いですが、消化不良、胸やけなども副作用として報告されています。食道、胃の平滑筋が弛緩し、胃酸が逆流傾向になることが要因と推測されています。

【保険診療における留意点】PDE5阻害薬のタダラフィルは自費診療でEDにも使用されるため（商品名はシアリス他）、保険診療としてBPHに使用する際は「保険上の留意点」があります。診断に用いた検査（尿流測定検査、残尿検査、前立腺超音波など）について、検査名と実施した年月日をレセプトの摘要欄に記載する必要があります。排尿障害でないのにED治療薬として保険診療内でタダラフィルを処方されていないかどうかを確認する目的です。

（3）5α還元酵素阻害薬 〜年単位でじっくり効く〜

【特徴】5α還元酵素阻害薬はBPHに対し、外科的治療のような物理的な手法を用いることなく、前立腺を縮小し下部尿路症状を軽減できる内服薬です。

　どのようなメカニズムで前立腺を縮小させるのでしょうか。前立腺組織の発生に、男性ホルモンであるテストステロンが重要な役割を果たしていることが関係しています。テストステロンは前立腺細胞内の5α還元酵素の作用を受けて、活性型テストステロンのジヒドロテストステロン(5α-dihydrotestosterone: DHT)に変換されます。そして、DHTになって初めて前立腺組織の増殖シグナルが発生する仕組みになっています。つまり、5α還元酵素を阻害すれば、必然的にDHTが抑制されるというメカニズムです。

　本邦では5α還元酵素1型および2型の両方を阻害する薬剤であ

るデュタステリド（アボルブ他）が前立腺肥大症に対して保険適用となっています。デュタステリドの持続的な投与によって、DHTを94.7％抑制すると報告されています[5]。薬剤忍容性も比較的高く、少なくとも4年ほどの中期的スパンではBPHの自然史を逆転する能力を持つ有用な薬剤です[6]。ただ、即効性がなく効果発現までに数カ月程度かかるため、初回治療として単独療法は推奨されておらず、a_1受容体遮断薬もしくはPDE5阻害阻害薬で効果不十分な前立腺体積30mL以上の症例に併用するなどの使用方法になります。5a還元酵素による前立腺縮小効果には限界もあるため、前立腺サイズが大きく、デュタステリドで十分な治療効果が得られない場合などは、漫然と薬剤を継続せず、手術治療を検討した方が良い場合もあります。

　また、血清PSA値に影響を与えたり、留意すべき副作用もあるため、定期的なモニタリングが必要になります。プライマリ・ケアで初回から投与する薬剤ではありませんが、BPHに対する薬剤の柱の一つであり、併用療法で使用されている患者も多いと思いますので、今一度メリット、注意点などを共有します。

【メリット】前立腺体積を約20％減少させ、下部尿路症状を軽減します。a_1受容体遮断薬（タムスロシン）との単剤同士の比較や併用効果を検討した海外の大規模試験[7]がありますが、この研究でa_1受容体遮断薬との特徴の違いがよく分かります。

　IPSS減少の平均値を検討しており、a_1受容体遮断薬群は3カ月で−4.5まで一気に下降し、15カ月時に−4.8まで低下します。ここを谷として漸増し、48か月時点で−3.8に戻ります。症状改善は維持されているものの、内服初期の切れ味はやや薄まっている状態です。

　一方、5a還元酵素阻害薬群は3カ月ではまだ−2.8とかなり緩や

かな低下ですが、経時的に低下し、15 カ月時には −4.8 と α_1 受容体遮断薬群と同程度になります。5 α 還元酵素阻害薬群はさらにここから微減し、48 カ月時点で −5.3 になっているため、息の長い効果が得られていることが分かります。また、デュタステリドの投与によりプラセボと比べて急性尿閉のリスクが 57 ％減少し、前立腺肥大症に関連した手術を受けるリスクが 48 ％減少したという報告もあり [8]、前立腺縮小によって悪化（尿閉、手術介入）の期間を延長できることが示されています。

【デメリットや副作用】前立腺癌特異抗原（prostate specific antigen：PSA）の産生が抑制されるため、血清 PSA 値が半分程度に減少します。国内で行われた第 III 相試験で、デュタステリド内服 6 カ月後および 1 年後の PSA 値はそれぞれ平均 42.2 ％および 46.1 ％減少したと報告されています [9]。このため、本剤を内服して 6 カ月以上経過した患者の PSA 値は 2 倍を目安として基準値と比較することが推奨されています。

　健康診断で年 1 回 PSA 値をチェックしている患者もいますが、1 年たつと患者も PSA が本剤で半減していることを忘れてしまい、本当は基準より高値になっているのにスルーされてしまうこともあるため、注意が必要です。投与開始後、医療者側で定期的に確認する必要があります。

　また、副作用としては DHT が抑制されるなどの影響で、勃起障害、射精障害、性欲低下など性機能へ影響するものがあります。また、女性化乳房もあります。女性化乳房はコスメティックな問題や、触れるたびに疼痛が生じることもあり、生じると QOL に影響することも多いです。その他には、まれですが重大な副作用として肝機能障害があります。

最後に

これまでに紹介した柱となる3種類の薬剤について、特徴をまとめましたので参照ください（**表1**）。

表1　前立腺肥大症治療薬の特徴

	α受容体遮断薬	PDE5阻害薬	5α還元酵素阻害薬
即効性	○～◎	○	△
先発品の薬価 （2024年9月）	29.7円 （ハルナール0.2mg）	112.3円 （ザルティア5mg）	73.1円 （アボルブ0.5mg）
主な有害事象	めまい、起立性低血圧	ほてり、頭痛	肝機能障害（1.5%）
性機能への影響	射精障害 （2%：シロドシン）	EDにも効果（+）	性欲（リビドー）減退、 射精障害、乳房障害
薬物相互作用	降圧薬（血圧低下）	硝酸薬または一酸化窒素（NO）供与薬（ニトログリセリンなど）は併用禁忌！	リトナビルなど（CYP3A4阻害作用を有する薬剤）
その他コメント	α受容体遮断薬のタイプによっても副作用のプロファイルが多少異なる	重度心不全、不安定狭心症、脳梗塞、心筋梗塞亜急性期などは禁忌！残尿検査などが保険上も必要	投与6カ月以降は、PSA値は倍の値で計算が必要

　前立腺肥大症の治療においては、"バランスシート"の概念が有用だと言われることがあります。難しいことではなく、治療の効果とリスク・副作用を財務諸表で示されるバランスシートのように考え、治療を選択するというものです。

　気軽に内服治療が気軽に開始されることも多いですが、高齢化でポリファーマシー症例も多くなり、デメリットの方が大きくなってしまうこともあります。このため、初回やフォローアップ時に最低限の評価を行った上で治療薬を処方する必要性がますます高まっていると思います。

　上記3種類の柱となる薬剤は、単独では過活動膀胱などの症状が残

存するケースが 30 〜 40％あると言われており[10]、併用療法が必要になるケースも少なくありません。ただ、併用すれば効果と引き換えに副作用のリスクも上がることになります。また最近は、BPH に対する低侵襲手術も百花繚乱で進歩していますので、併用療法が必要になるなどのタイミングで、専門医への相談を検討した方が無難でしょう。ぜひ"バランスシート"を念頭に置きつつ、内服治療を開始してみてください。

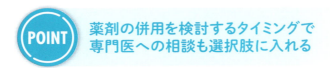

POINT　薬剤の併用を検討するタイミングで専門医への相談も選択肢に入れる

[参考文献]
1) 日本泌尿器科学会「男性下部尿路症状・前立腺肥大症診療ガイドライン」(2017)
2) AUA Guideline on the Management of Benign Prostatic Hyperplasia（BPH）. http://www.auanet.org/content/guidelines-and-quality-care/clinical-guidelines.cfm (Published 2021; Amended 2023)
3) Leonard SM, et al. J Urol. 2009;181:2634-40.
4) Gacci M, et al. Eur Urol. 2016;70:124-33.
5) Clark RV, et al. J Clin Endocrinol Metab. 2004;89:2179-84.
6) Debruyne F, et al. Eur Urol. 2004;46:488-95.
7) Roehrborn CG, et al. Eur Urol. 2010;57:123-31.
8) Roehrborn CG, et al. Urology. 2002;60:434-41.
9) Tsukamoto T, et al. Int J Urol.2009;16:745-50.
10) Matsukawa Y, et al. Neurourol Urodyn. 2013;32:266-70.

第18章

過活動膀胱治療薬

村上 泰清
村上クリニック（静岡市清水区）

【登場する主な薬】

ミラベグロン

ビベグロン

プロピベリン

ソリフェナシン

フェソテロジン

イミダフェナシン

オキシブチニン

トルテロジン

女性の排尿障害の中で、プライマリ・ケアで最も遭遇することの多い疾患はおそらく過活動膀胱（OAB）でしょう。女性では、女性ホルモン低下（膀胱虚血など）や、骨盤底弛緩、骨盤臓器脱などがOABの要因とされ、加齢とともに増加するコモンディジーズとされています。本章では主に女性OABに対する基本薬の使い分けを概説します。

内科疾患などで普段診察している患者が「頻尿」を訴え、非専門医の先生方が対応することも多いと推察されます。第17章（前立腺肥大症治療薬）でも触れましたが、頻尿というだけで反射的に抗コリン薬などが投与されているケースも時々見られます。過活動膀胱であることを確認して、必要があれば内服加療を行っていくスタンスが重要です。

過活動膀胱は「尿意切迫感を有し、通常は頻尿および夜間頻尿を伴い、切迫性尿失禁を場合によっては伴う」と定義される症状症候群です。一昔前は、侵襲的な排尿機能検査（ウロダイナミクス）で電気生理学的に蓄尿時の不随意な膀胱収縮（排尿筋過活動）を認める状態が過活動膀胱とされていましたが、過活動膀胱症状とウロダイナミクスの所見が必ずしも相関しないことや、過活動膀胱の患者数が多く、泌尿器科専門医以外も診る機会が多いことなどから、症状を根拠にして診断できる概念に変化した歴史的経緯があります。尿意切迫感と排尿筋過活動は完全にイコールではないですが、自覚症状としての尿意切迫感が重視され、診察の間口を広げようということです。

このように、尿意切迫感が過活動膀胱のアイデンティティーになりますので、問診でも確認が必須になります。尿意切迫感がない頻尿の場合、飲水過多や糖尿病による多尿など一見、過活動膀胱のように見える疾患が隠れていることもありますので注意しましょう。

過活動膀胱も他疾患をしっかり除外

過活動膀胱をプライマリ・ケアで扱う際の基本的な評価の考え方を図1に示します。

第17章で述べた男性の前立腺肥大症と同様、評価をおろそかにしたまま治療に進んではいけません。病歴聴取や問診によって「症状を確認」し、尿検査をメインに「他疾患を除外」し、残尿検査を行って最低限の「機能評価を実施」する流れになります。

図1　基本的評価の考え方

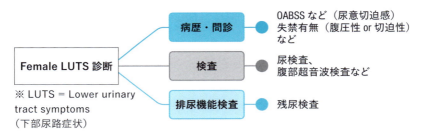

症状は、過活動膀胱症状質問表（overactive bladder symptom score; OABSS）が有用ですが、持ち合わせていない場合でも「尿意切迫感」と「失禁」の有無の確認は必ず行いましょう。また、当然ながら膀胱炎のような炎症性疾患や悪性腫瘍による頻尿を除外する必要がありますので、尿検査も必要になります。高齢者では急性膀胱炎でも排尿時痛などの症状が出現しにくいことがよくあり、急性膀胱炎の頻尿に過活動膀胱治療薬が投与されているケースに遭遇したこともあります。

　また、腹部超音波による残尿検査を行います。尿量（mL）の近似値は、「（左右径［cm］×上下径［cm］×前後径［cm］）÷ 2」で簡便に計算可能です。残尿量が高度（100mL）の場合は専門医へのコンサルトを検討してください。

　尿検査が問題なく、残尿量が軽度（50mL 未満）または中等度（50mL 以上 100mL 未満）の症例であれば、プライマリ・ケアでも対処可能だと考えられます。「水を多く飲んだ方が健康に良い」などという考えから飲水過多になっている人もいます。頻尿は生活指導で改善することもありますので、内服加療を行う前に最低限の評価を行い、内服加療が必要かどうかを検討するプロセスが肝要です。評価・治療の詳細は、日本排尿機能学会、日本泌尿器科学会の「過活動膀胱診療ガイドライン」[1]、「女性下部尿路症状診療ガイドライン」[2] の一般医家向けアルゴリズムなどをご一読ください。

 過活動膀胱の治療前に膀胱炎などは必ず除外

内服治療薬の柱は2種類

内服加療としては、β_3受容体作動薬、抗コリン薬の2種類が柱となります。それぞれの薬剤にメリット・デメリットがありますので、特徴を見ていきましょう。

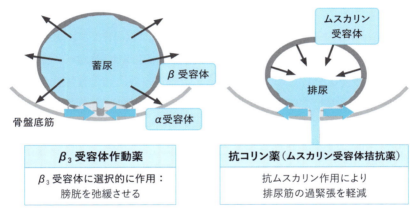

図2　β_3受容体作動薬、抗コリン薬の作用点

（1）β_3アドレナリン受容体作動薬（β_3受容体作動薬）

蓄尿層では、膀胱はβ_3受容体を介して弛緩しているため、β_3受容体作動薬は、このβ_3受容体を刺激して膀胱を弛緩させることで過活動膀胱症状を緩和させます（**図2**）。過活動膀胱に対する効果は担保した上で、抗コリン薬と比べると口渇や便秘などの副作用がほとんどなく、プライマリ・ケアでもファーストラインで非常に使用しやすい薬剤であることが特徴です。

それでも、いくつか注意点があります。また、安全性が高いといっても、「処方前の評価を最低限行っていれば」という前提になりますので、尿検査や残尿検査によって患者のアセスメントが済んでい

ることが重要です。例えば残尿が元々 100mL 以上の症例に、頻尿というだけで β_3 受容体作動薬が処方され、排尿状態が悪化して筆者のもとに受診したケースもありました。

過活動膀胱に対して使用可能な β_3 受容体作動薬には、ミラベグロンとビベグロンがあり、効果はほぼ同等とされておりますが、副作用などプロファイルの違いがありますので、見ていきましょう。

(a) ミラベグロン（商品名ベタニス）

【メリット】本邦で創薬・開発され発売された薬剤です。国内の大規模第 III 相試験では、プラセボと比較して排尿回数のベースラインからの変化を有意に改善し、尿意切迫感回数、切迫性尿失禁回数も有意に改善していました[3]。また、高齢過活動膀胱症例に対する有効性を示した論文や[4]、認知機能への影響が少ない点を示した報告[5]、高い服薬継続率を示した報告[6] など、エビデンスが豊富な点が強みです。錠剤の規格が 25mg、50mg の 2 種類あるため、高齢者に対して、少量からの投与が可能な点もメリットです。

【副作用・デメリット】非常に低い頻度ですが、口喝や便秘などは添付文書上、注意するよう記載があります。生殖器への影響の恐れがあるため、生殖可能な年齢への投与はできる限り避けるように記載されています。また、血圧の上昇を認めることもあるため、定期的な血圧測定が望ましいです。さらに、不整脈薬を内服している症例では QT 延長を生じる恐れがあります。循環器系の副作用について既存の報告では安全性が示されていますが[7]、投与前や定期的な確認は必要です。

(b) ビベグロン（ベオーバ）

【メリット】過活動膀胱治療薬の中で、最も新しく開発された薬剤

です。世界に先駆けて本邦で行われた第Ⅲ相試験で有効性と安全性が示されました[8]。ミラベグロンも含め、β_3受容体作動薬について日本の果たしてきた役割は大きいですね。本薬剤の特徴として「高い安全性」があります。CYP3A4などの酵素に対する阻害作用や誘導作用を示さないため、薬物相互作用がほとんど見られないとされています。また、肝機能や腎機能障害により用量調整が不要なことも使用しやすい点です。効果についても過活動膀胱症状やQOLに対して示されています。

【副作用・デメリット】添付文書上の禁忌は「過敏症」のみで使用しやすいですが、副作用として便秘・口喝などは頻度は低いものの認めることがあるため、投与後に注意する必要があります。前立腺肥大症に伴う過活動膀胱や、抗コリンとβ_3受容体作動薬の併用療法については、ビベグロンのエビデンスはミラベグロンに比べて乏しいですが、女性の過活動膀胱に対してファーストラインで使用するには十分なエビデンスが蓄積されています。

　β受容体刺激剤の注意点をビベグロン、ミラベグロンとで比較しましたので、ご参照ください（**表1**）。

表1　ミラベグロン、ビベグロンの比較（薬価は2024年11月時点）

ミラベグロン（ベタニス）		ビベグロン（ベオーバ）
生殖可能年齢は避ける	警告	なし
過敏症、重篤な心疾患、妊婦、授乳婦、重度肝機能障害	禁忌	過敏症
フレカイニド、プロパフェノン	併用禁忌	なし
25mg、50mg	錠剤の規格	50mgのみ
147円（50mg）	薬価	152.7円（50mg）

（2）抗コリン薬

　抗コリン薬は歴史も長く、現在でも過活動膀胱治療の第一選択の一つとして確立されています。安全性と有効性のエビデンスは十分で、過活動膀胱に対する薬剤のラインアップが多いことも特徴です。

　尿排出時は副交感神経優位であり、アセチルコリンが膀胱平滑筋にあるムスカリン受容体に作用して膀胱の収縮が起こりますが、抗ムスカリン作用により排尿筋の過緊張を軽減し、過活動膀胱の症状を軽減させるのが抗コリン薬です。腹圧性尿失禁や切迫性尿失禁に対する改善効果のエビデンスを持つ薬剤も多くあります。メリットもある一方、抗コリン薬の作用点が膀胱平滑筋だけでなく、全身に分布するムスカリン受容体も遮断するため、副作用について十分に注意する必要があります。

　本邦では特に高齢者が多く、ポリファーマシーの症例や、抗コリン薬の副作用によるデメリットを生じやすい症例も多いため、他の処方薬のチェックや併存疾患の確認は必須です。効果と副作用のバランスの観点から、近年では過活動膀胱に対する薬物治療のファーストラインが抗コリン薬からβ_3受容体作動薬にシフトしてきている感はあります。

　過活動膀胱に使用される主な抗コリン薬を**表2**に示します。経口オキシブチニン以外は過活動膀胱診療ガイドライン[1]において推奨グレードAになっています。経口オキシブチニンは、血液脳関門を通過し、認知機能障害などの中枢神経系の副作用を生じる可能性があるため、推奨グレードBです。他の薬剤は推奨グレードAですが、種類が多いため、使い分けるのはプライマリ・ケアでは至難の業というより、そこまでの必要性もないでしょう。極論すると、どの薬剤でスタートしてもプライマリ・ケアでは間違いではありません。ただ、迷ってしまうと思いますので、大まかな特徴の違いや個人的な考え方を記載します。

プライマリ・ケア医のための
基本薬の使い分け

18

過活動膀胱治療薬

表2 過活動膀胱に使用される主な抗コリン薬

一般名	用法・用量
プロピベリン	20mgを1日1回経口服用。 20mgを1日2回まで増量可
ソリフェナシン	5mgを1日1回経口服用。1日10mgまで増量可
フェソテロジン	4mgを1日1回経口服用。1日8mgまで増量可
イミダフェナシン	1回0.1mgを1日2回、朝夕食後に経口服用。 1回0.2mg（1日0.4mg）まで増量可
トルテロジン	4mgを1日1回経口服用
オキシブチニン経皮吸収製剤	貼付剤1枚（オキシブチニン73.5mg/枚を1日1回）
オキシブチニン	1回2〜3mgを1日3回経口服用

【基本的なスタンス】

　使用の際は、**プロピベリン**（バップフォー他）、**ソリフェナシン**（ベシケア他）、**フェソテロジン**（トビエース）のいずれか使い慣れたものを軸にして、**イミダフェナシン**（ウリトス、ステーブラ他）、**オキシブチニン経皮吸収製剤**（ネオキシテープ）を必要に応じて検討すると、クリアカットになると思います。

【メインでの使用を考えたい薬剤】

・歴史があり、抗ムスカリン作用とカルシウム拮抗作用を持つ薬剤が**プロピベリン**です。20mg/回・1日1回が基本ですが、10mgから40mg/日まで調整できます。

・比較的新しい抗コリン薬として**ソリフェナシン、フェソテロジン**があります。両者とも、高齢者を含めた有効性、安全性のエビデンスが充実しています。ソリフェナシンは5mg/日、フェソテロジンは4mg/日が基本ですが、ソリフェナシンは2.5mgの低用量があり、フェソテロジンは4mgで効果が弱い際に8mgに増量で

287

きる利点があります（8mg錠がある）。プライマリ・ケアでは、このどちらかの薬剤を中心に組み立てるのが分かりやすいと思います。

【必要に応じて使用を考えたい薬剤】

- **イミダフェナシン**は他剤に比べて半減期が 2.9 時間と短いことが特徴です。用量も 0.1mg から開始でき、0.4mg まで増量可能です。夜間頻尿に対するエビデンスもあり[9]、副作用に気を配りつつ最低限の投与を検討したい高齢者などでは良い選択肢となります。
- **オキシブチニン経皮吸収型製剤**は、貼付剤のため、内服困難な症例や抗コリン薬で副作用が見られる症例で治療選択肢となります。副作用は少ないですが、貼付部位の皮膚反応に注意が必要です。
- **トルテロジン**（デトルシトール）は活性代謝物が同一で、より安定したフェソテロジンの登場により、現在では使用頻度が減っています。
- ポリファーマシー状態だったり、フレイルを伴っている高齢者に対しては、ソリフェナシン（2.5mg）、プロピベリン（10mg）、イミダフェナシン（0.1mg）が、低用量から開始できるメリットがあります。

抗コリン薬は使う薬を絞って薬剤調節をシンプルに考える

【副作用】

全身のムスカリン受容体遮断による副作用が問題となります。主な副作用について示します（図3）。

図3　抗コリン薬の主な副作用

抗コリン薬が副交感神経を亢進させる
アセチルコリンの作用を抑える

【副交感神経優位で起きる作用】
縮瞳、唾液分泌促進、徐脈、消化管蠕動亢進、膀胱収縮など

【抗コリン薬の副作用】
眼調節障害（霧視など）、口内乾燥（20～30％）、
頻脈、便秘（10％）、排尿困難、認知機能障害

　口渇と便秘については比較的高い割合で生じるため、あらかじめ説明しておくのがよいでしょう。高齢者では元々、口渇・便秘の症例が一定数存在するため、投与前の状態を確認することも必要です。近年、抗コリン作用のある薬剤の累積投与によるデメリットに注目が集まっています。抗コリン負荷が上昇すると、口渇・便秘・ドライアイなどの有害事象に加え、認知機能に影響が生じ、結果として転倒、骨折、入院増加に関連するということが報告されています[10]。OABの状態はもちろんですが、全身状態や併用薬にも留意が必要になります。

【禁忌】

　ムスカリン受容体遮断による影響がクリティカルになる病態が禁忌になります（次ページ表3）。

表3　抗コリン薬の禁忌となる主な病態

泌尿器	消化管
排尿困難	幽門部閉塞、十二指腸閉塞、腸管閉塞
尿閉	麻痺性イレウス
眼	胃アトニー
閉塞隅角緑内障	腸アトニー
神経系	**その他の臓器**
重症筋無力症	重篤な心疾患
認知症、認知機能障害	重度肝機能障害

【応用問題】この患者に適した薬剤は?

　それでは、応用問題です。次の症例に薬物治療を行うとしたら、これまでに挙げたどの薬剤を選択すればよいでしょうか。一緒に検討しましょう（架空の症例です）。

18

過活動膀胱治療薬

症例　78歳女性、尿失禁を伴う過活動膀胱

2年前から、ドアノブに触れるなどの際に急な尿意を催すことが日に3～4回あった。最近になってトイレに間に合わず、尿が漏れることが数回あったため受診した。
排尿を2時間以上我慢することが難しいことも煩わしく感じていた。ただ、尿が出にくいということはなく、夜間排尿回数は平均2回だった。

既往歴：高血圧症、陳旧性脳梗塞、花粉症、便秘症
内服薬：アムロジピン、オルメサルタン、アスピリン、フェキソフェナジン、セレスタミン、酸化マグネシウム
生活歴：飲酒（−）、喫煙（−）
出産歴：1人経腟分娩
生　活：有料老人ホームに入居中
ＡＤＬ：外出時のみ杖歩行
所　見：過活動膀胱症状質問票（OABSS）11点
　　　　・日中の排尿回数10回（1点）
　　　　・夜間の排尿回数2回（2点）
　　　　・尿意切迫感1日2回（4点）
　　　　・切迫性尿失禁1日2回（4点）
尿定性：比重1.015 pH7.0 潜血（−）蛋白（−）ブドウ糖（−）白血球（−）
尿沈渣：赤血球（1～4/HPF）白血球（1～4/HPF）
残尿検査：20mL

　過活動膀胱症状質問票で11点だと中等度（6～11点が該当）で、尿検査は異常なく、残尿も50mL未満と軽度のため、プライマリ・ケアでも対応する可能性のある過活動膀胱症例となります。

　ただ注意すべき患者背景が幾つかあることに気付いたでしょうか。まずは便秘症で酸化マグネシウムを内服中です。便秘の状態について確認が必要です。また、内服薬が6種類以上のいわゆるポリファーマシーの状態です。花粉症の季節に服用しているというセレスタミンは抗コリン作用を有するため、抗コリン負荷が増します。さらにADLは外出時杖歩行ということですので、転倒リスクも存

291

在します。

　全体として抗コリン薬による副作用リスクが高い症例であるため、内服加療を行うとすればβ_3受容体作動薬が選択肢となります。

　実臨床では、今回のように患者背景を含めたリスク評価がされないまま、気軽に抗コリン薬が処方され、漫然と継続されているケースも時々見受けられます。長期的なデメリットを生じる可能性もありますので、やはり投与前に一定の評価は行っていただきたいと思います。漫然と抗コリン薬が投与されたまま、尿道バルーンの挿入後も継続処方されていたケースにも遭遇したことがあります……。処方後の症状や副作用の定期的な評価についても、ぜひ忘れないようにしてください。

［参考文献］

1）日本排尿機能学会、日本泌尿器科学会「過活動膀胱診療ガイドライン第3版」（2022）
2）日本排尿機能学会、日本泌尿器科学会「女性下部尿路症状診療ガイドライン第2版」（2019）
3）Yamaguchi O, et al. BJU Int.2014;113:951-60.
4）Nakagomi H, et al. BMC Urol.2022;22:40.
5）Griebling TL, et al. BMC Geriatr.2020;20:109.
6）Soda T, et al. Neurourol Urodyn.2020;39:2527-34.
7）Wang J, et al. Neurourol Urodyn.2019;38:22-30.
8）Yoshida M, et al. Eur Urol.2018;73:783-90.
9）武田正之ら. 泌尿器外科 2010;23:1443-52.
10）Campbell NL, et al. Pharmacotherapy.2016;36:1123-31.

第19章

アトピー性皮膚炎治療薬

谷口 恭
谷口医院（大阪市北区）

【登場する主な薬】
ステロイド外用薬
タクロリムス
デルゴシチニブ
ジファミラスト

厚生労働省「令和2年 患者調査 傷病分類編」[1] によると、日本のアトピー性皮膚炎（以下、AD）罹患者の数は年々右肩上がりで、既に50万人を超えています。高齢患者は比較的少ないものの、若年者にとってはcommon diseaseの代表とも呼べる疾患で、日本皮膚科学会、日本アレルギー学会の「アトピー性皮膚炎診療ガイドライン」[2] によると、20歳代、30歳代、40歳代の有病率はそれぞれ10.2％、8.3％、4.1％とかなり高いことが分かります。

ADの専門は皮膚科であるのは自明ですが、罹患者全員が皮膚科専門医を受診するわけではなく、総合診療を実践する当院でもADは「訴えの多い疾患」のトップ10に入ります。本稿ではまず、なぜ総合診療医が（少なくとも軽度から中等度の）ADを診るべきかについて私見を述べ、次に外用薬の効果的な使い方について説明します。さらに、皮膚科専門医以外の医師がADを診る上での「障壁」についても述べたいと思います。

総合診療医がADを診るべき理由

総合診療医がAD患者を診るべきだと筆者が考える理由をまとめると次の8つとなります。

#1　アトピーはcommon disease（日本の患者数50万人以上）
#2　アトピーの大半は軽症から中等症
#3　アトピーは診断が簡単
#4　アトピーは処方も"簡単"（薬の選択肢が少ない）
#5　アトピーの「治療」は生活指導＋外用薬の説明
#6　アトピーは他のアレルギー疾患（例えば喘息）と合併しやすい
#7　アトピー患者は（当然だが）他の慢性疾患を有していることがある
#8　アトピー患者の社会的・心理的な背景を理解すべきことがある

＃1は冒頭で述べた通りです。

＃2について「アトピー性皮膚炎診療ガイドライン」によると、20歳代と30歳代のAD患者の95％は軽症から中等症、40歳代以上に至っては中等症までが100％で、重症（および最重症）はゼロとされています。同ガイドラインによると「重症」の定義は「強い炎症を伴う皮疹が体表面積の10％以上30％未満」でそれ以上が「最重症」となっています。この定義に当てはめると、当院では軽症から重症例のみならず、最重症例も数多く診ていることになります。専門医に紹介する事例も年に数例はあるものの「99％のADは総合診療で治療可能」が筆者の意見です[3]。

＃3については、左右対称で膝窩・肘窩に炎症が強い、など典型的な皮疹を呈することからも診断は簡単です。ただ興味深いことに、皮膚科専門医を含む他院から転院してきた事例でADと誤診されている例が散見されます。例えば、体幹の紅皮症様の皮疹で受診した60歳代の男性は、過去10年間ほど複数の皮膚科クリニックでADの診断の下、治療を受けていましたが改善せず、結論から言えばHTLV-1感染症による紅皮症でした。また、顔面の紅斑に対して前医でADの診断の下、ステロイドが繰り返し使用されている酒さ様皮膚炎の患者も珍しくありません。このように、典型例でない事例については速やかに専門医に紹介しなければなりませんが、生検や画像診断など特別な検査は必要なく、視診と問診だけで比較的簡単に診断がつけられるのがADです。

＃4の「処方」については冷静になって考えると極めて簡単なことに気付いてもらえるはずです。最近のADの話題は高価な内服JAK阻害薬や、IL-4/13受容体などのモノクローナル抗体に集中していますが、実際にこれらが必要なケースはごくわずか、当院の経験で言えば1％未満にすぎません（正確に言えば、適応となる事例はもう少し多いかもしれませんが、あまりにも高額なためほとんど

の患者が希望しません）。

　ADの治療に正味必要なのはステロイド、タクロリムス（商品名プロトピック他）、デルゴシチニブ（コレクチム）、ジファミラスト（モイゼルト）の4種類の外用薬だけです（なお、ステロイドはカテゴリー名ですが本稿ではこれで通します）。他にはヘパリン類似物質などの保湿薬、抗ヒスタミン薬、抗ロイコトリエン拮抗薬（喘息や鼻炎の合併例）、漢方薬なども用いますが、これらはあくまでも補助的な薬剤であり、メインは先述した4種類の外用薬です。

　＃5は本稿における最も重要なポイントです。後で詳しく述べるように、これら4種類の薬剤を単に処方するだけでは「絶対に」と言っていいほどうまくいきません。外用の仕方がうまく伝わらない限り、症状が改善しないか、一時的によくなっても再発するのは必至です。だからこそ、ADの治療には看護師および薬剤師との協力が不可欠となります。当院は院外処方であり、薬局の選択は患者に委ねていますが、当院から近い薬局の薬剤師とは勉強会などで顔の見える連携を深めながら、外用薬の使い方や当院で行っている生活指導の具体的内容などを共有することで、患者に一貫した説明ができるようにしています。

　さて、生活指導について少し詳しく書きます。薬剤の使用法が理想的であったとしてもADの治療は不十分です。むしろ、「薬よりも重要なこと」をうまく伝える方が重要です。その最たるものは「かかないこと」。ADの場合（水虫などと異なり）「かけばかくほどかゆくなる」ため、かいてはならないのですが、かいているその瞬間だけは心地良いために、ついついかくことが癖になっている患者が少なくありません。これをやめてもらわねば絶対にゴールにはたどりつけません。興味深いことに、「かかない」という最も単純で最も重要なことが前医で伝えられていないケースもたくさん経験しています。かかないことを順守してもらうだけで劇的に改善する事例

も珍しくないのです。

　また、「汗」はほとんどの事例で悪化因子となります。前医で「汗をかかないように」と指導された患者に出会ったことがありますが、これは順守がほぼ不可能な指導内容です。当院では「汗はいくらかいてもOK。かいた汗をそのままにするのはNG。よって最低1日3回はシャワーを」と助言しています。汗をよくかくシーズンは、帰宅後すぐ、寝る前、起床後すぐのシャワーをルール化すればよいのです。浴びる時間はほんの20〜30秒程度で十分で、その後にスキンケアをしてもらいます。本当は日中にも1、2回シャワーをした方がよいのですが、これは大抵できないので、ウエットティッシュや水にぬらしたタオルで身体を拭くように指導しています。

　また、汗以外の増悪因子としてアレルゲン（具体的にはヒョウヒダニ［の糞や死骸］≒ハウスダスト、真菌、ペットのフケなど）があるので、患者の住環境をしっかりと問診し、必要があれば各抗原のIgE抗体を調べましょう。なお、ADの重症度の評価にTARCやSCCA2の検査が有用とされていますが、ADの重症度は「見れば分かる」ため、当院では原則として実施していません（検査はいつも少ない方がよいという考え方からです）。

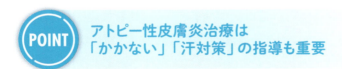

POINT　アトピー性皮膚炎治療は「かかない」「汗対策」の指導も重要

　＃6、＃7、＃8はプライマリ・ケアでは常識的な事柄でしょう。ADは喘息、鼻炎、結膜炎などと合併していることが多く、臓器ごとに別の医師にかかると患者負担は相当なものです。そして、一般に皮膚科専門医は喘息を診ません。また、AD（＋喘息＋鼻炎）

の患者が、消化器疾患や婦人科疾患、あるいは精神疾患などを合併することも多くあります。AD のせいで、外出を控えたり、就職、さらには恋愛に戸惑ったりするケースも珍しくありません。高度な技術が必要になる場合もありますが、患者の社会的あるいは心理的背景を理解するのもまた総合診療の分野では必須事項です。

基本の外用薬は 4 つ

　4 種の外用薬、ステロイド、タクロリムス、デルゴシチニブ、ジファミラストについて説明します。

　ステロイド外用のポイントは 1 つだけ、「短期間にたっぷりと」です。当院の経験では、どれだけ重症の AD でもステロイド外用をしっかり行えば、1 週間で炎症はほぼ消失します。「たっぷり」を文章で表現するのは難しいのですが、例えば全身がかゆくて眠れないほどの重症例であれば、ベリーストロングもしくはストロンゲストクラスのステロイドを 300 〜 500g 処方することもあります。これを 1 週間で使い切ってもらうのですが、では 1 日の使用量が合計グラム数の 7 分の 1 かというとそうではなく、初日から 2 日目くらいで半量近くを使い切ってもらいます。5g の軟膏チューブであれば初日だけで 15 〜 20 本（75 〜 100g）、さらにローションタイプをこの倍ほど（150 〜 200g）です。べとつく軟膏は寝る前だけに、べとつかないローションは寝る前以外に繰り返し何度も塗ってもらいます。軟膏を塗る時のコツは「すり込むのではなく乗せるように」です。また、使用量は湿疹のタイプによっても異なります。平滑な紅斑よりも丘疹や結節には多量の薬剤が必要になります。外用量の基準でよく使われる「FTU」（大人の人さし指の先端から第一関節まで軟膏を出すと 0.5g で、大人の手のひら 2 枚分に塗ることができる）での説明を筆者はあえて使わず、例えば「あなたの場合は、両側上肢にこの軟膏を今日と明日は寝る前に 4 本使いきるくらいで、起床時や日中はローションを 3 〜 4 本使い切りましょ

う。体幹については……」という感じで事例ごとに説明しています。ほとんどの患者さんは「えっ、そんなに塗るんですか!?」と驚きます。

「アトピー性皮膚炎診療ガイドライン」には「4週間程度外用を行っても皮疹の改善が見られない症例、重症例に関しては皮膚科専門医への紹介が望ましい」と書かれていますが、筆者の個人的意見としては4週間は長すぎます。1週間で改善しないならそれは診断が間違っている可能性が高く、ステロイドを直ちに中止し、専門医に委ねるべきでしょう。ただしこれは「適切に外用できているなら」という条件付きだということを改めて強調しておきます。実際、当院の経験では「前医でステロイドを処方されたが治らなかった」という事例のほとんどが、ステロイドの量が少なすぎること、もしくはランクが弱すぎることが原因でした。

ところで、注射や内服とは異なり、ステロイドはいくら外用しても全身の副作用が起こらないと言われていますが、事実でしょうか。ガイドラインにも「ステロイド外用薬は骨粗鬆症に対するリスクにならないという報告が多い」と記載されています。しかし「ステロイド外用の累積使用量が500〜999gになると骨粗鬆症が原因の骨折リスクが増加し始める（1.01倍）。1万g以上になると1.27倍になる」とする論文[4]もあることを付記しておきます。しかしそれ以前に、ステロイド外用の長期使用を避けるべき理由は「見た目の副作用」に他なりません。皮膚萎縮や血管拡張が生じれば、元に戻すことはほぼ不可能ですし、酒さ様皮膚炎で人前に出られなくなっている患者がいることを忘れてはなりません。

なお、ステロイド外用の頻度はガイドライン上「1日2回」とされていますが、筆者は「1週間以内であれば繰り返し外用してもOK」と伝えています。実際、当院ではこれまで少なく見積もってもADの初診患者を

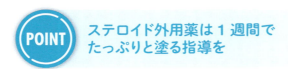

1000人以上診てきていますが、1日に何回外用しようとも1週間以内の使用で副作用が生じた事例は皆無です（正確に言えば、短期間の使用でもざ瘡や毛包炎が起こることはありますがこれらは簡単に対処できます）。

1週間以内のステロイド外用による reactive therapy（かゆみを取る治療）で炎症が消失した後は、proactive therapy を始めます。炎症が消えてきれいになった部位に外用し予防する治療法です。用いる外用薬はタクロリムス、デルゴシチニブ、ジファミラストのいずれかで、違いを筆者の経験でまとめると**表1**のようになります。

表1　アトピー性皮膚炎の proactive therapy で用いる3種の外用薬の比較（私見）

	抗炎症作用	免疫抑制作用	薬価（円/g）
タクロリムス	＋	＋＋＋＋＋	32.5 〜 38.2
デルゴシチニブ	＋＋	＋	143
ジファミラスト	−	−	150.4

※薬価は2024年10月現在。タクロリムスは後発品、デルゴシチニブはコレクチム軟膏0.5%、ジファミラストはモイゼルト軟膏1%の薬価を記載

価格面で最も望ましいのは**タクロリムス**（後発品）ですが、免疫抑制作用がそれなりに強いのが欠点です。AD の皮疹はうまく抑えられますが、ざ瘡、ヘルペス（時に重症型のカポジ水痘様発疹症）、真菌症などが生じることがあります。しかし、1999年に発売されてから2020年にデルゴシチニブが登場するまでの約20年間は、AD の proactive therapy に使用できる唯一の薬剤であったため（302ページ**表2**参照）、ざ瘡の予防に過酸化ベンゾイル（BPO）やアダパレンを併用し、ヘルペスは発症すればすぐに抗ウイルス薬を内服してもらい、さらに真菌の定期的な検査を行うなどの対処を併用することでタクロリムスを使用するしかなかったという状況でした。

そんな中、2020年6月に外用JAK阻害薬**デルゴシチニブ**が発売されました。発売前の製薬会社による情報では免疫抑制作用は（内服のJAK阻害薬とは異なり）それほど大きくないということで、当院でも発売と同時に積極的に処方を開始しました。タクロリムスの場合は、炎症が残っていれば刺激が生じますが（だからreactive therapyで完全に炎症を取ってから使用する）、デルゴシチニブはその刺激感もないために患者からは非常に評判が良いです。しかし、薬価がタクロリムスの約3倍であることと、（製薬会社への報告は少ないようですが）当院の経験では、帯状疱疹、カポジ水痘様発疹症、ざ瘡などの副作用が散見されるのが欠点です。感染症発症の頻度はタクロリムスよりは圧倒的に少ない[5]のですが、一度でもこれらを発症すればその患者には使いにくくなります。

2022年6月に登場した外用PDE4阻害薬**ジファミラスト**は、理論上も経験上も免疫抑制による副作用がほとんど起こらず、そういう意味では非常に優れた薬剤だといえます。ただし、抗炎症作用は経験上ほぼゼロで（製薬会社は「ある」と言いますが）、少しでも炎症がある部位に外用してもほとんど意味がありません。しかし、ステロイドで完全に炎症を取り、その後のproactive therapyに用いる薬剤としては理想的です。欠点は、薬価が高いこと、剤形が軟膏型しかなく塗りにくいこと（これはタクロリムス、デルゴシチニブも同様）、そして「かゆみが取れた部位に使用する」という原則を完全に理解してもらわねばならないこと（タクロリムスとデルゴシチニブは多少炎症が残っていても使える）です。

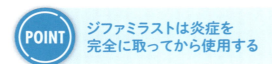

POINT ジファミラストは炎症を完全に取ってから使用する

表2　ADの治療薬の歴史

1999年まで	（ほぼ）ステロイドのみ
1999年	タクロリムス軟膏発売
2008年	シクロスポリン適応拡大
2018年	デュピクセント発売（IL-4/13受容体モノクローナル抗体）
2020年	コレクチム軟膏発売（外用JAK阻害薬）
2020年	オルミエント適応拡大（JAK阻害薬）
2021年	リンヴォック適応拡大（JAK阻害薬）
2021年	サイバインコ発売（JAK阻害薬）
2022年	モイゼルト軟膏発売（外用PDE-4阻害薬）
2022年	ミチーガ発売（IL-31受容体Aモノクローナル抗体）
2023年	アドトラーザ発売（抗IL-13抗体）
2024年	イブグリース発売（抗IL-13抗体）
2024年	ブイタマークリーム発売（外用芳香族炭化水素受容体調整薬）

※本稿執筆時点でブイタマークリーム（一般名タピナロフ）は発売予定

総合診療医がADを診るときの最大の障壁

　「タクロリムス（やデルゴシチニブ）によるproactive therapyでうまくいっていた。しかし顔面がカサカサしてきて再診したが保湿をするように言われただけだった。治らないから別のクリニックを受診し、そこで真菌症が見付かった」という事例が時々あります。こうなると、大抵のケースでは前医に戻ることはありません。患者は「誤診するような医者に診てもらいたくない」と考えるからです。

　この事例、患者が「カサカサする」と訴えたときに、真菌症を疑いその場で鏡検を実施していれば事なきを得たはずです。つまり、ADの治療を行うのなら、当然のごとく薬剤の副作用に十分に注意すべきであって、真菌症という頻度の高い副作用を迅速に見極めるには顕微鏡を使えなければなりません。白癬菌についてはIC法を

利用した簡易検査キットが販売されていますが、マラセチアやカンジダを検出することはできません。よって顕微鏡が使えなければ真菌症の十分な診察ができないことになります。

また、もしもタクロリムスやデルゴシチニブの副作用で生じたカポジ水痘様発疹症を見逃して、「もう少し現在の薬を続けてください」などと言ってしまうと、患者は入院を強いられることになるかもしれません。そうなると患者が戻って来ることはないでしょう。こういった疾患を疑う技術と経験がなければADの治療は始められないのです。

本稿で繰り返し引用したADのガイドラインは「皮膚科以外のアレルギー疾患の診療に関わる医師、関連領域の医療従事者を対象として……」という文言があることからも、皮膚科専門医以外もADを診ることを前提として作成されたものであることが分かります。外用薬による感染症の副作用についての記載はありますが、単に「留意する」「注意する」などの表現にとどまっています。これら副作用の鑑別には鏡検の技術が必要であることや、カポジ水痘様発疹症などの重症化リスクの高い疾患が治療により発症する危険性については、もっと強調されるべきではないでしょうか。

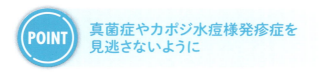

POINT　真菌症やカポジ水痘様発疹症を見逃さないように

終わりに

　本稿は研修医もしくは比較的キャリアの少ない総合診療医を想定して執筆しました。AD は他の疾患に比べて専門医よりもむしろ総合診療を手掛ける医師に向いている、もしくは患者がこうした医師への受診を希望しやすい疾患ではないかと筆者は考えています。理由は先述した通りですが、それらを一言でまとめれば「総合診療医は患者から最も近い距離にいて、最初に悩みを聞く立場にいるから」です。

　AD はコモンディジーズであると同時に、人生に大きな影響を与える疾患でもあります。患者は AD と長年付き合うのですから、その主治医も一緒に付き合う覚悟を決めなければなりません。経験を積んで、皮疹に慣れ、また顕微鏡を使いこなすことも必要でしょう。総合診療医であればグラム染色を始めとする顕微鏡の技術はあるでしょうから、真菌（および疥癬やケジラミなども）の診療もレパートリーに加えてほしいと思います。本稿がこれから AD を診ようとする医師、AD 診療をスキルアップしようと意欲を燃やす医師の参考になれば幸甚です。

[参考文献]

1) 厚生労働省 . 令和 2 年「患者調査 傷病分類編（傷病別年次推移表）」
2) 日本皮膚科学会、日本アレルギー学会「アトピー性皮膚炎診療ガイドライン 2024」
3) LF Eichenfield, et al. Pediatrics.2015;136:554-65.
4) A Egeberg, et al. JAMA Dermatol.2021;157:275-82.
5) H Nakagawa, et al. J Dermatol.2020;47:114-20.

第20章

褥瘡治療薬

庄野 文恵
ツカザキ病院（兵庫県姫路市）総合内科/リハビリテーション科

【登場する主な薬】
ジメチルイソプロピルアズレン軟膏
スルファジアジン銀クリーム
精製白糖・ポビドンヨード配合軟膏
ブクラデシンナトリウム軟膏
酸化亜鉛
ブロメライン軟膏
白色ワセリン
トラフェルミン（遺伝子組換え）製剤
オキシドール

褥瘡は、体表からの不適切な長時間の圧迫やずれによって、皮膚やその下の組織の血流が障害されて生じる傷のことです。

褥瘡治療の原則は、除圧、栄養、保清です。この3原則を実現した上で、適切な外用薬を使用することで局所感染と壊死巣拡大を抑制し、創傷治癒を促進することができます。褥瘡を少しでも浅く、早く改善させることは、患者さん自身のQOLの向上だけでなく、看護・介護に携わる人々の負担軽減につながります。褥瘡治療のための外用薬の適切な選び方、使い方について学んでいきましょう。

表1に、褥瘡で頻用される薬の一覧を示します。医療機関によって採用されている薬が少しずつ違いますし、他にも褥瘡治療に使われている薬はありますが、本稿では覚えやすいように、頻用薬9種類を3つずつ、スターティングメンバー(スタメン)、サブメンバー(サブメン)、応援係に分けてみました。

スタメンは、最初に使う薬です。状況に応じて、途中で他のスタメンの薬に変えることもできます。サブメンの薬は、スタメンの薬を用いて経過を見て、もっと壊死組織を融解させたい、もっと乾燥させたい、もっと肉芽形成を促進したい、というように、治療目標を強化したいときに変更する薬です。応援係は、スタメンやサブメンと併用して使う薬です。

表1 褥瘡でよく使われる外用薬の一覧

	一般名	主な商品名	作用、用途	対象
スタメン	ジメチルイソプロピルアズレン軟膏	アズノール軟膏	抗炎症作用、保湿	真皮までの浅い褥瘡
スタメン	スルファジアジン銀クリーム	ゲーベンクリーム	殺菌作用、補水、壊死組織の融解	乾燥気味で壊死組織のある深めの褥瘡
スタメン	精製白糖・ポビドンヨード配合軟膏	ユーパスタ（コーワ）軟膏、ソアナース軟膏、他多数	殺菌作用、壊死組織の融解、肉芽の引き締め	浸出液が多い、局所感染（疑い）
サブメン	ブクラデシンナトリウム軟膏	アクトシン軟膏	肉芽形成促進	壊死組織が減り、肉芽形成の見られる創
サブメン	酸化亜鉛	亜鉛華軟膏	抗炎症作用、吸水（創部を乾燥させる）	陰部や臀部で、ただれと浅い褥瘡が混在
サブメン	ブロメライン軟膏	ブロメライン軟膏	壊死組織の融解	壊死組織（主に真皮成分）
応援係	白色ワセリン	白色ワセリン、プロペト	保湿、創縁の保護	皮膚の保湿、ブロメライン軟膏のマスキング
応援係	トラフェルミン（遺伝子組換え）製剤	フィブラストスプレー	血管形成促進、肉芽形成促進	壊死組織が減り、肉芽形成の見られる創
応援係	オキシドール	オキシドール	殺菌消毒	壊死組織が多い、局所感染（疑い）

外用薬は大まかに「1割の有効成分と9割の基剤」から成ります。厳密には、外用薬によって有効成分の割合は少しずつ異なるのですが、重要なのは、「基剤にも注目しましょう」ということです。外用薬の構成の大部分を占める基剤は、創部の湿潤環境の調節に大きく影響するからです。基剤の種類は次ページ表2のように疎水性基剤（油脂性基剤）と、親水性基剤に分けられます。親水性基剤はさらに水溶性基剤と乳剤性基剤とに分けられ、乳剤性基剤は水中油型（O/W型）と油中水型（W/O型）の2種類があります。各基剤の効果として、油脂性基剤と乳剤性基剤の油中水型（W/O型）は創面の保湿と保護、水溶性基剤は吸水、乳剤性基剤の水中油型（O/W型）は補水となっています。

表2　外用薬の基剤

基剤の分類		基剤の効果	薬剤（本稿で紹介する薬）
疎水性基剤	油脂性基剤	保湿、保護	〈スタメン〉 ジメチルイソプロピルアズレン軟膏 〈サブメン〉 酸化亜鉛 〈応援係〉 白色ワセリン
親水性基剤	水溶性基剤	吸水	〈スタメン〉 精製白糖・ポビドンヨード配合軟膏 〈サブメン〉 ブロメライン軟膏 ブクラデシンナトリウム軟膏
	乳剤性基剤　水中油型（O/W型）	補水	〈スタメン〉 スルファジアジン銀クリーム
	乳剤性基剤　油中水型（W/O型）	保湿、保護	

　スタメンの3種類の基剤はそれぞれ異なる種類で、この3種類で基剤の効果が網羅されています。何らかの事情で薬の種類を増やせない場合、スタメンの3種類の薬を使い分けるだけで治療を続けていくことは可能です。

　ところで、乳剤性基剤はクリーム剤とも言います。そして、「軟膏とクリームの違いがよく分からない」と言われることがあります。この原因は、「○○軟膏」という商品名なのに乳剤性基剤（クリーム剤）の薬があるからです！ 例えば、保湿剤としてよく知られている先発品の「ヒルドイドソフト軟膏」（一般名ヘパリン類似物質）の基剤は「油中水型の乳剤性基剤（クリーム剤）」です。混乱を防ぐには、商品名を盲信せずに添付文書や製薬会社への問い合わせによって、前述の分類で基剤を確認することと、「軟膏」「クリーム」という単語が出てきたときに商品名の一部なのか、基剤の話をしているのかを意識しておくことです。なお、軟膏剤と乳剤性基剤（クリーム剤）の違いは、界面活性剤で乳化しているかどうかです。

では、基剤に配慮しながら、薬を紹介していきます。

■ スタメンその1：ジメチルイソプロピルアズレン軟膏

商品名はアズノール軟膏です。有効成分のジメチルイソプロピルアズレンは西洋ハーブのカモミールを水蒸気蒸留して得られる青色の物質で弱い抗炎症作用があり、胃薬やうがい薬としても用いられます。基剤は白色ワセリン（原材料は石油）と精製ラノリン（原材料は羊の毛から得たワックス様物質）で、油脂性軟膏に分類されます。ベトベトで伸びにくく、保湿効果があります。真皮が壊死していない、いわゆる「浅い褥瘡」に使います。

褥瘡辺縁の健常皮膚にも、保湿剤として広く塗布することができます（ラノリンアレルギーがまれにあります）。

■ スタメンその2：スルファジアジン銀クリーム

商品名はゲーベンクリームです。白色で、ホイップクリームのように柔らかくよく伸びます。水中油型（O/W型）の乳剤性基剤で、すなわち水の中に油を含むタイプの外用薬です。

創部に水分を与える補水作用があります。この作用で壊死組織を浸軟させて壊死組織の融解を促進します。また、有効成分の銀イオンに殺菌効果があります。真皮が壊死しそうでさっさと溶解させてしまいたい褥瘡、乾燥しがちで感染の心配な褥瘡に使います。この薬剤は、創部に限局して塗布します。

■ スタメンその3：精製白糖・ポビドンヨード配合軟膏

ソアナース軟膏、ユーパスタ（コーワ）軟膏、イソジンシュガーパスタ軟膏、ネオヨジンシュガーパスタ軟膏、ネグミンシュガー軟膏、ポビドリンパスタ軟膏、スクロードパスタなど、先発医薬品、後発医薬品含め、数多くの商品があります。主要な基剤はマクロゴー

ルという水溶性基剤ですが、メーカーによって基剤の成分に少しずつ違いがあり、その結果、使用感が少しずつ違います。

　基本的に伸びが悪く、ピーナツバターを塗るような使用感です。創部だけに塗布して用いますが、強く圧をかけて押し付けないと軟膏がヘラから離れません。創部に圧をかけながらの塗布は見た目にも痛そうで、褥瘡を悪化させてしまうことがあります。そのため、ガーゼに「褥瘡の範囲に合わせて」部分的に塗布し、創部に当てて使います。基剤のマクロゴールが創部の過剰な水分を吸収し、有効成分のヨードに殺菌効果があるので、浸出液が多く、感染の心配な褥瘡に使います。使用前にヨードアレルギーの確認をしてください。

 スタメン3剤は基剤に注目して使い分ける

■ サブメンその1：ブクラデシンナトリウム軟膏

　商品名はアクトシン軟膏です。ほぼ白色の、水溶性基剤の軟膏です。基剤のマクロゴールに吸水作用があります。有効成分のブクラデシンナトリウムはcAMPの誘導体です。細胞内に入って分解されてcAMPに変化し、細胞内のcAMPを増やして細胞の活動を助けます。肉芽形成の見られる創に対し、肉芽形成をさらに促進する目的で使用します。細胞に作用するものなので、生きている細胞のいないところでは意味がありません。すなわち、壊死組織の多い時期の使用は不適切です。スタメンのスルファジアジン銀クリームなどで壊死組織を融解・除去した後、壊死組織がなくなった赤色期（後述のGranulation［肉芽組織］を参照）から使用します。ブクラデシンは常温の水溶液中で不安定なため、長期間安定に保つために

10℃以下の低温で保存します。

■ **サブメンその2：酸化亜鉛**

　一般名（有効成分）が酸化亜鉛の軟膏は、亜鉛華軟膏と亜鉛華単軟膏の2種類ありますが、褥瘡で使うのは、亜鉛華軟膏の方です。両者の違いは基剤です。亜鉛華軟膏は石油由来の白色ワセリンと、乳化剤であるソルビタンとセスキオレイン酸を基剤として、吸水性があるのに対し、亜鉛華単軟膏は植物由来の油脂を基剤として、保湿作用はありますが吸水性はほとんどありません。医療安全の観点から、どちらか一剤のみ採用している医療機関や、両方とも採用していない医療機関もあります。褥瘡で亜鉛華軟膏を使用するのは、ほとんどが仙骨部の褥瘡です。頻回の下痢などでオムツ関連皮膚炎を合併し、ジメチルイソプロピルアズレン軟膏では湿潤過剰になってしまうときに使います。有効成分の酸化亜鉛には紫外線防御効果や収れん作用、抗炎症作用などがあります。

■ **サブメンその3：ブロメライン軟膏**

　薄黄色の水溶性基剤の軟膏です。有効成分のブロメラインはパイナップルから抽出された蛋白分解酵素です。スルファジアジン銀クリームでなかなか融解しない壊死組織に対する第二選択薬ですが、アレルギーに注意が必要です。1、2回使うと局所あるいは全身にかゆみが出ることがしばしばあります。そのため、洗い流しにくいポケットのある創や、深い傷には使いません。真皮成分の融解に使うことが多く、次に述べる応援係のワセリンを併用します。

 サブメン3剤は強化したい作用に応じて使い分ける

■ 応援係その1：白色ワセリン

ワセリンは石油を精製して作られたものです。主に油脂性軟膏の基剤として使われますが、単剤で保湿剤としての使用も可能です。さらに、ブロメライン軟膏使用時に境界の堤防として使用できます。図1のように、健常皮膚の中に溶かしたい壊死組織がある場合、ワセリンで創縁をマスキングして、ブロメラインをその中に塗るという使い方をします。

図1　ワセリンによる創縁保護

■ 応援係その2：トラフェルミン

商品名はフィブラストスプレーです。遺伝子組み換え技術により、大腸菌を用いて製造した、ヒト由来の塩基性線維芽細胞増殖因子を凍結乾燥したものです。白色の粉を溶解液で溶いて使用します。細胞膜上の線維芽細胞増殖因子受容体と特異的に結合して、以下のような種々の作用をもたらします。

（1）血管内皮細胞上の受容体に結合すると、細胞の増殖、遊走、管腔形成を促進して血管新生が進む
（2）線維芽細胞上の受容体に結合すると、増殖と肉芽形成を促進する
（3）皮膚欠損創の滲出液量や浸出液内の炎症性細胞数を増やす

プライマリ・ケア医のための
基本薬の使い分け

20

褥瘡治療薬

効果もある

　細胞の増殖や分化に直接影響を及ぼす薬なので、血管新生や肉芽形成促進など高い効果を期待できる薬ですが、壊死組織に振りかけてもよみがえることはありません。また、トラフェルミン自体に発がん性はありませんが、血管形成が促進されるので、悪性腫瘍による難治性潰瘍に使わないように注意してください。

■ 応援係その3：オキシドール

　水や生理食塩水で希釈して、創部洗浄に使います。添加物にエタノールを入れているメーカーもあり、この場合、アルコールアレルギーのある人には使えないので注意してください。感染の勢いが強い創部、壊死組織の融解を促進したい創部に使用します。オキシドール溶液で洗浄して精製白糖・ポビドンヨード軟膏を塗布する、という方法は、保存的治療の中では最強の感染制御です。これで感染コントロールができなければ外科的デブリードマンが必要です。

薬を選ぶ際は「DESIGN-R 2020」の項目を 2 択で活用する

　ここまでで、褥瘡治療薬についてある程度の知識が得られました。ただ、実際に薬を使うには、創の状態を評価する必要があります。

　褥瘡の評価には日本褥瘡学会が公表している「DESIGN-R 2020」[1] が便利です。DESIGN は、Depth（深さ）、Exudate（滲出液）、Size（大きさ）、Inflammation/Infection（炎症 / 感染）、Granulation（肉芽組織）、Necrotic tissue（壊死組織）、および末尾の Pocket（ポケット）の 7 項目からなります。詳細は、日本褥瘡学会のウェブサイトで閲覧可能です。

　数回の改訂を経て、深さを除く各項目の点数の合計で褥瘡の状態や治癒過程を定量的に評価できるようになっています。似たような合計点数でも、サイズが大きく浅いケースと、サイズは小さいけれど深くて浸出液が多いケースとでは選択される薬が異なりますので、薬を選択する際には点数の算出は不要です。DESIGN-R 2020 を薬の選択に活用するためには、下記にまとめたように、各項目を 2 択で評価します。なお、カッコ書きで示した評価の優先度は、A が最も高く、E が最も低いことを表します。

　薬剤選択の際に評価する項目を優先度順に並べます。

■ Inflammation/Infection（炎症／感染）：ある／ない（優先度 A）

　炎症の 4 徴候は、熱感、腫脹、発赤、疼痛です。これらの所見があれば、局所の感染を疑います。浅い褥瘡でも感染が疑わしいときはジメチルイソプロピルアズレン軟膏ではなく、スルファジアジン銀クリーム、もしくは精製白糖・ポビドンヨード配合軟膏を選択します。迷ったときは、強めの薬を使うことをお勧めします。オキシドール希釈液による毎日の洗浄も推奨されます。適宜、創部を再評価して、改善していればジメチルイソプロピルアズレン軟膏に変更

します。

■ Necrotic tissue（壊死組織）：ある／ない（優先度 B）

　深い褥瘡の治癒過程の中で、壊死組織を減らしていきたいとき（特に黒色期と黄色期：後述の Granulation［肉芽組織］を参照）にはスルファジアジン銀クリーム、もしくは精製白糖・ポビドンヨード配合軟膏を選択します。

■ Exudate（滲出液）：多い／少ない（優先度 C）

　滲出液が多ければ吸水作用のある外用薬を選び、少なければ保湿・補水します。滲出液が多いときは精製白糖・ポビドンヨード配合軟膏、滲出液が少ないときはジメチルイソプロピルアズレン軟膏、またはスルファジアジン銀クリームを選びます。

■ Depth（深さ）：真皮が生きている／壊死している（優先度 D）

　深さに関して少し詳しく述べます。DESIGN-R 2020 評価用の表では、

　・皮膚損傷・発赤なし（0 点）
　・持続する発赤（1 点）
　・真皮までの損傷（2 点）
　・皮下組織までの損傷（3 点）
　・皮下組織を超える損傷（4 点）
　・関節腔、体腔に至る損傷（5 点）
　・深部損傷褥瘡 (DTI) 疑い（DTI）
　・壊死組織で覆われ深さの判定ができない（U）

の区分で表現しています（次ページ**図 2**）。このうち、真皮までの

損傷を「浅い褥瘡」、脂肪など皮下組織まで達する損傷を「深い褥瘡」といいます。浅い褥瘡は壊死組織がほとんどなく、真皮も残っているので、比較的早く治ります。深い褥瘡は壊死組織が融解するか、デブリードマンによる除去が必要です。壊死組織が減り、肉芽が形成されて治癒に向かうまで、治療が数カ月にわたることもあります。

図2 「DESIGN-R 2020」の各点数に対応する褥瘡の深さ

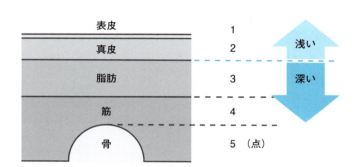

このように、真皮が残っているか否かで、治癒までに要する時間や過程が大きく違い、薬の選択にも影響します。スタメンその1のジメチルイソプロピルアズレン軟膏は、浅い褥瘡の第一選択薬ですが、深い褥瘡には使えません。深い褥瘡は、スルファジアジン銀クリーム、もしくは精製白糖・ポビドンヨード配合軟膏のどちらかで治療を開始します。

■ Granulation（肉芽組織）：多い／少ない（優先度E）

深い褥瘡の治癒過程は、創部の色調から黒色期、黄色期、赤色期、白色期と呼称されています。黄色期は壊死組織の量が減少し、入れ替わるように肉芽形成が始まる時期で、壊死組織が消えて赤色の肉芽が目につくようになれば赤色期です。肉芽と壊死組織が混在して

いる黄色期は壊死組織の減量を優先します。赤色期になれば、サブメンのブクラデシンナトリウム軟膏や、応援係のトラフェルミンを用いて肉芽形成を助けます。

■ Pocket（ポケット）

　これは上記優先順位とは別に判断します。ポケットのある褥瘡は滲出液が多いので、精製白糖・ポビドンヨード配合軟膏を頻用します。赤色期なら、ブクラデシンナトリウム軟膏も使えます。なお、ポケットの奥まで確実に洗浄できる場合と、創部の自浄作用で活動性の感染徴候がない場合には、ポケット切開を急ぐ必要はありません。

　以上、DESIGN-R 2020 の項目を活用した薬の選択の実際について述べました。創の環境を整えることを、創面環境調整（Wound bed preparation）といいます。薬の使い分けは患者の観察から始まりますので、ぜひ上記の評価項目を参考にしていただければと思います。

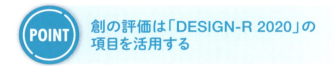

POINT　創の評価は「DESIGN-R 2020」の項目を活用する

［参考文献］

1) 日本褥瘡学会．「DESIGN-R2020 褥瘡経過評価用」（https://www.jspu.org/medical/design-r/docs/design-r2020.pdf）（最終閲覧：2024 年 10 月）

さらに学ぶなら「Dr.s Prime Academia」で！

　本書は、Dr.'s Prime Academia で行われた講演「初期研修医がおさえたい薬のつかいわけ」を基に、それぞれの演者による書き下ろしを加えた「専門の先生方の経験と個性」が詰まった一冊です。

　講演は、若手医師を中心としたプライマリ・ケアにおける頻用薬の選び方と使い方を解説する内容で、各先生方の視点や熱意が色濃く反映されています。講演当時の活気と熱意がそのまま活字に表れ、医療現場ですぐに役立つ実践的な内容になりました。本書を通じて薬剤の特徴を見直し、新しい視点からプライマリ・ケアに取り組む一助となることを願っています。

「Dr.'s Prime Academia」とは？

　Dr.'s Prime Academia は、医師向け勉強会サービスであり、医師・医学生が無料で視聴できる開催数 No.1 の大規模勉強会プラットフォームです。

　先生方の熱意と「学びたい」という意欲に支えられ、現在では毎月 600 件の勉強会を開催。累計開催数は 1 万回を超えるサービスとなりました。テーマも救急対応・問診のコツなどの臨床系から、キャリア、人工知能（AI）まで多岐に渡り、多くの医師が新しい知見を得ることができます。若手からベテラン医師まで、勤務医・開業医にかかわらず、月間 10 万人以上の方に視聴いただいています。

　「本書を執筆した医師の講演が聞きたい」「新たな勉強会動画を視聴したい」という方は、ぜひ、Dr.'s Prime Academia にアクセスしてください！

Dr.'s Prime Academia

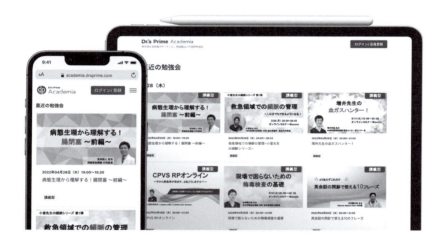

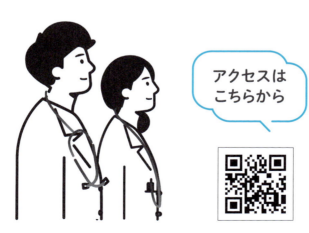

アクセスはこちらから

［編集］

伊東 完（いとう・ひろし）

東京医科大学茨城医療センター総合診療科臨床講師

2017年東京大学卒。2019年同大感染症内科入局。2020年筑波大学附属病院病院総合内科、2022年東京医科大学茨城医療センター総合診療科臨床助教を経て、2023年より現職。2024年英国Anglia Ruskin大学留学。米国感染症学会International Investigator Award受賞。著書に『抗菌薬のセカンドチョイスとスチュワードシップ』（金芳堂）など。

プライマリ・ケア医のための
基本薬の使い分け

2024年12月16日　初版第1刷発行

編　　　　集	伊東 完、日経メディカル（江本 哲朗）	
協　　　　力	株式会社ドクターズプライム	
発　行　者	田島 健	
発　　　　行	株式会社日経BP	
発　　　　売	株式会社日経BPマーケティング	
	〒105-8308	
	東京都港区虎ノ門4-3-12	
デザイン・制作	ステンスキ	
印刷・製本	大日本印刷株式会社	

©Dr.'s Prime, Inc. 2024
Printed in Japan

ISBN978-4-296-20580-6

● 本書の無断複写・複製（コピー等）は著作権法上の例外を除き、禁じられています。購入者以外の第三者による電子データ化および電子書籍化は、私的使用を含め一切認められておりません。

● 本書籍に関するお問い合わせ、ご連絡は下記にて承ります。
　https://nkbp.jp/booksQA